「不安」があなたを強くする

逆説のストレス対処法

はじめに

本書は、巷で効果がある、正しいと信じられているストレス解消法、そしてＱＯＬ（Quality of Life）を向上したり、元気で幸せに毎日を過ごせる方法をいろいろ取り上げています。一方で、そうしたものを盲信するのはやめ、いろいろと批判的・逆説的な見方をしてみる。あるいは、その真偽や効果をいま一度考えてみる――。少し欲張っていえば、物事をより中立的な視点から見る目を養おうという目的のもとに書かれたものです。

私は、もともとコミュニケーションに関する研究を、言語学、心理学、脳科学などの立場から行ってきました。そしてここ10数年は、心と体の「元気」をどう整えるか、ということを探究しています。特に、どういうアクションを実践するとＱＯＬが上がっていくのかということを、世界中の研究をもとに考えていくことに関心があります。本書は、そういった私の関心事を、「逆説的」という視点からまとめたものです。

逆説……というとちょっと大げさかもしれませんし、すべての項目がその体裁を持っているわけではありませんが、基本的に、「へー」と思わせるような、新旧の研究に基づいたQOLを向上するためのネタをたくさん集めました。本書では実にさまざまな研究を紹介しますので、読者の皆さんに、実践できるものについては積極的に試していただいて、より元気で幸福な日々を送っていただければと思っています。

本書を読み進んでいく上で、まずは科学というものとの向き合い方、付き合い方についてお話しさせてください。

巷で信じられている常識、ストレス解消法やQOL向上法というのは、一応、科学的な根拠があるとされているものが多いでしょう。科学的研究で証明されているから間違いない。そう思いがちです。しかし、科学への盲信はとても危ないのです。

皆さんは、科学というと、永遠不変の真理を導き出す絶対的な存在として捉えているところがあるのではないでしょうか? 科学的研究によって明らかにされた結果は、「正しい」と盲信してはいないでしょうか?

実は、何が科学的に正しいかは、時代、施政者、流行、レトリック、学界政治等、さまざまな要因によって変化します。たとえば、時代の例でいえば、地球が宇宙の中心だと考える天動説は、太陽が宇宙の中心であると考える地動説によって覆《くつがえ》されました。そしてその後、地動説も、太陽が宇宙の中心ではないし、そもそも宇宙に中心はないという現在の説によって覆されました。医学は先端的の科学的研究に基づいたものですが、その医学でさえ、ちょっと前に正しいとされていた治療法が、今は正しくない治療法とされているものがゴマンとあるわけです。

また、既存の説に対してそれを否定する説が出てきたとき、一般的な人々の反応は、「なんだ、これまで信じられてきたあれは間違いだったんだ」と考えがちです。しかし、科学というのは、ある説とそれを批判する説を比較して、どちらが正しいかを吟味する営みです。ちょうど裁判みたいなイメージですね。逆に、幽霊は存在しないことが証明できませんが、幽霊がいるという反証できないような主張は、悪魔の証明と呼ばれ、科学として成立しないのです。ですから、反証が出てきていいのです。ただ、どちらが正しいかということは上述のようなさまざまな要因によっても左右されるし、本当のところは「神のみぞ知る」ことでしかないのです。

科学は、世の神羅万象《しんらばんしょう》の1%程度しか明らかにしていないと言われます。ですから、科学を信じないのは愚かではありますが、科学しか信じないというのも明らかに愚かな態度なのです。「トンデモ研究」と嘲笑された研究が、後年、みんなが称賛する研究になったなんていうことも科学の歴史の中ではままあります。

人は、バイアスというフィルターなしに物事を捉えたり考えたりすることができません。しかも厄介なのは、バイアスという色眼鏡は何重にも重なっていて、一人ひとりが違うバイアスのセットで世界を見ています。とはいえ、バイアスがあることが一概に悪いとはいえません。バイアスが良く作用する場合もあるし、悪く作用する場合もあります。大切なのは、あるものの見方に固執せず、柔軟に別の見方を取り入れたりできる素地を作っておくことです。科学的研究もバイアスのもとに行われたものが多いですし、その研究結果がバイアスを生み出すことも少なくありません。

バイアスにとらわれず、批判的に物事を見ることが大切……とはいうものの、「批判的」……という言葉も大きなバイアスを生み出す言葉ではあります。なんでも批判・否定しろ、と言っているのではありません。ただ、盲信しない余地を残しておくということが重要なのです。

具体的には本書の構成は以下のようになっています。

第1章では、巷間、ストレス解消のための「常識」として、一般的に「○○せよ」「○○するな」といわれることが、必ずしもそうでないという事例、すなわち〈逆説〉を、科学的エビデンスのもとに示しました。

第2章では、誰でも簡単な行動を起こすことで不安やイライラを解消できる方法を紹介しました。

第3章では、相反する意見が存在するなど、意見が割れていたりする「AとB」のどちらが有効かの事例を示しました。

第4章では、ストレスや不安を起こす背景のうち、意外な事例を示しました。それらに対する理解を得ることで、考え方が深まったり、気持ちがラクになったりするでしょう。

第5章では、特に、リモートワークの導入など、働き方が変化しているコロナ時代に知っておきたいストレス解消のためのノウハウを集めてみました。

本書を通じて、ストレスを解消し、QOLを向上させるさまざまな方法を学ぶと同時に、科学と向き合い、付き合う際には、片目で信じながらも、もう片方の目では批判的に見ていく、そういう視点を養っていただければ幸いです。

目次

第2章　こうする「だけ」で瞬時に問題解決できる方法

第3章　どっちが正しい？　目からウロコの「○○か××か」

第4章　気持ちがラクになる　驚きの心理学的エビデンス

第5章　コロナ時代のストレス回避ライフハック

第1章

その「常識的なストレス対処法」は間違い

不安でドキドキしているのは実はいい状態

ハーバード・ビジネス・スクールのブルックス

　人間は、どれだけ小さなことであっても、変化に対して不安を覚えてしまう生き物です。不安を抱くことは何もおかしいことではなく、本能ですし、生きている証しでもあるわけですから、自信を喪失する必要はありません。

　不安は万病のもとである――などと言われますが、実際には重要な本能です。不安や心配があるから、危険に対する準備がしやすく、日常のわずかな変化や違和感にも気がつきやすいのです。不安を必ずしも「ネガティブ」なものと捉えず、「武器」として捉え、上手に付き合っていくことも大切です。

　たとえば、新型コロナウイルス感染症が流行した際、私たちは不安を覚えるから、「備えあれば憂いなし」ではないですが、自分で可能な限り対策を講じたり、感染予防に努めようとします。正しく怖がるからこそ、正しい知識や情報を取り入れようと考えるわけです。「不安が強い人ほど交通事故の死亡率が下がる」といったデータもあるように、不安は注意深さを補助する危険察知レーダーのような役割をしています。その不安を上手にいかす方法を、ハーバード・ビジネス・スクールのブルックスの研究が教えてくれています。

「脳はリラックス状態以上に興奮状態にある方が、ポジティブな状態だ」

ブルックスは、不安な状態からリラックスした状態に落ち着かせるよりも、不安な状態からワクワクに移行した方がパフォーマンスが上がることを実証しています。

もちろん、コロナなどのケースにおいては、不安をワクワクに置き換えるのは難しいでしょう。しかし、生活や仕事の中で抱える不安においては、ブルックスの研究は一助となるはずです。研究では、のべ400人以上の被験者に対して、見知らぬ人の前で歌わせたり、ビデオカメラの前でスピーチをさせたり、計算問題を解かせたりといった緊張状態で行いました。その際、

①　私は不安だ
②　私はワクワクしている
③　私は落ち着いている
④　私は怒っている
⑤　私は悲しい

という具合にいくつかのパターンで比較をしたのですが、②の被験者は相対的にもっとも良いパフォーマンスを見せました。

「落ち着こう」「自分は大丈夫だ」とリラックスさせるよりも、「この状況にワクワク（興奮）する」と自らを奮い立たせた方が効果的だ、無理にプラス思考になる必要もないと、研究では述べています。

先述したように、人間は不安から逃れられません。であれば、拭い去ろうとするよりも、不安を受け入れてノリノリになった方がいいというわけです。

「感情を抑制することが、より良い決断につながるというのは間違いだ」とは、リスボン大学の著名な神経学者・ダマシオの言葉です。不安な状態にあるから、状況をより客観視できる。それを抑制することは、実はとてももったいないことです。不安を覚えるから、あれこれ努力したり、対処方法を講じる。「不安は知性の証拠」ということを覚えておいてください。

悲しいときは素直に落ち込んだ方がいい

香港科技大学のムコパディヤイら

笑顔には、ストレスホルモンと呼ばれるコルチゾールを軽減させる効果があります。自己啓発本やストレス解消本などを見ていると「笑顔は素晴らしい」と喧伝されがちですが、気をつけてほしい点があります。

それは、悲しいときに無理して笑うのは逆効果ということです。落ち込んでいるときや悲しいときは無理して笑う必要などないのです。

香港科技大学のムコパディヤイらの研究では、「自分の気持ちに反して笑顔を作ると、気分がより落ち込む」と判明しています。彼らは、「人はどれくらいの頻度で笑い、笑顔の動機となる感情は何か」を調べるために3ステップの実験を行いました。

最初に、108人の被験者に対して、「今日1日でどれくらい笑顔になったか？」に加え、「気分がいいときに笑うと思うか？　それとも気分を良くするために笑うと思うか？」という二択の質問に答えてもらいました。その上で、「自分の人生にどのくらい満足しているのか？」

というアンケートにも回答してもらいました。

次に、別の63人を被験者とし、さまざまな写真を提示し、「面白い写真を見つけたら笑ってください」と指示したそうです。最後に、これまた異なる被験者85人に対して、「自分が幸せを感じて笑顔になる状況をリストアップしてください」と伝えた上で、各被験者の人生の満足度を調査しました。

3つの実験を分析した結果、「幸福を感じていないときに笑う被験者は、笑顔を作ると逆に気分が落ち込みやすくなる」とわかったといいます。さらに、「幸福を感じているときに笑う被験者は、笑顔になると気分が良くなる」ということもわかったそうです。

つまり、うれしいときは我慢せずに笑った方が気分が上がり、悲しいときは無理して笑うのではなく、素直に泣いたり落ち込んだりした方がいいと示唆されたわけです。「涙の数だけ強くなれるよ♪」という歌がありましたが、実際に涙を流すとコルチゾールも一緒に発散されるため気持ちも晴れやすくなることがわかっています。思いっきり泣くと妙に気持ちが落ち着くのは偶然ではないのです。

だからといって、気持ちをスッキリさせるために玉ねぎを切り刻んで涙を流せばいいというわけではありません。山口県立大学看護栄養学部の高路らの検証によって、「玉ねぎの刺激に対する反応として出る涙と、感動する映像を見て流す涙とでは、同じ量の涙でも効果が異なる」ことが明らかになっています。玉ねぎを切るときに出る涙には、コルチゾールはほとんど入っていません。ですから、泣きたいときは自然に委ね、思う存分泣けばいいのです。そして、笑いたいときに思いっきり笑ってください。

冒頭、笑顔には、ストレスホルモンと呼ばれるコルチゾールを軽減させる効果があると説明しました。実は、笑顔を作るというアクションそのものに大きな力があります。

カンザス大学のクラフトとプレスマンは、口にさまざまな形で箸をくわえさせるという面白い実験を行っています（ちなみに、この研究についても最近反証が出てきていることは認識済みです）。

被験者に1分間氷水に手をつけてもらうなどしてストレス値を上げ、被験者を次の3つのグループに分けました。

① 軽い笑みになるように箸をくわえるグループ
② 口角が上がって大きな笑顔になるように箸をくわえるグループ
③ 無表情で箸をくわえるグループ

そして、心拍数やストレスの度合いを計測すると、②の口角が上がって大きな笑顔になるようにくわえるグループの心拍数やストレスが、もっとも低かったことがわかりました。

つまり、口角を上げ笑っているような表情を作るだけ（フェイクスマイル）でもストレスが軽減されるのです。「悲しいから泣くのではなく、泣くから悲しくなるのだ」という心理学者ウィリアム・ジェームズの言葉がありますが、笑うことも同じです。ニコニコしているから気持ちが楽しく高揚していき、良い作用をもたらしやすくするというわけです。

また、山形大学医学部の櫻田らが、「笑う頻度と死亡や病気のリスク」を分析。ほとんど笑わない人は、よく笑う人に比べて死亡率が約2倍高いとの結果が出ました。約2万人の検診データを収集し、7年間にわたって調査・分析。すると死亡率が約2倍、さらには脳卒中など心血管疾患の発症率も高かったことが明らかになるという……〝笑えない〟結果が判明したのです。大声を出して笑う頻度に対して、「ほぼ毎日」と答えた人は全体の36％。対して「ほとんどない」は3％ほど。病気になりやすい年齢や喫煙といった因子を加味しても、ほとんど笑わない人と、よく笑う人は実に約2倍の死亡率の違いがあったそうです。

気分が落ち込んでいるときは無理をして笑う必要はありません。しかし、そうではないときは、フェイクスマイルでも効果がありますから、笑顔を心がけて日常を送ると効果てきめんといえそうです。

ネガティブなことを言われても力にできる

北海道大学の尾崎ら

「いつまでちんたらと仕事をしているんだ」
「君は、この仕事に向いていないんじゃないか?」

職場で上司からモラハラめいた言葉を投げかけられると、怒りやむなしさを感じてしまいます。あるいは、家庭の中でパートナーから心ないことを言われる、友人からダメ出しをされるなど、傷ついてしまう一言を浴びせられる瞬間は、誰にだってあると思います。

ネガティブなことを言われたとき、あなたならどのように対処するでしょうか?

実は、解釈次第でモチベーションはがらりと変わります。といっても、ネガティブな言葉をポジティブに解釈しましょう——というわけではありません。

北海道大学の尾崎らは、「無効化」という考え方を取り入れることで、ネガティブな言葉と上手に付き合うことができるとしています。

無効化は、言語学における「言語行為論」という理論を基にしています。私たちは、発言をすることで、発言と同時に何らかの行為を実行しています。たとえば、「こんにちは」という発言は「あいさつ」という行為を成しており、「ごめんなさい」という発言は「謝罪」という行為を成しています。

無効化とは、話し手側が発言によって実現しようとしている「攻撃的な行為」を、聞き手側が自らの発言によって別の「行為」にすり替えて、攻撃の効果を無効にしてしまうのです。

無効化の好例として、サッカー選手のキングカズこと三浦知良《みうらかずよし》さんの発言がわかりやすいでしょう。

元プロ野球選手の張本《はりもと》勲《いさお》氏が、キングカズが現役を続けていることに対して、「若い選手に席を譲らないと。団体競技だから伸び盛りの若い選手が出られない。だから、もうおやめなさい」という発言をしたことがありました。

この発言を受けて、世間は張本氏に対して、「余計なお世話」「老害発言」といった声を上げ、メディアも巻き込むほどの論争になりました。しかし、当の本人、キングカズはこう言い放ったのです。

「張本さんほどの方に言われるなんて光栄です。『もっと活躍しろ』って言われているんだなと思う。『これなら引退しなくていいって、オレに言わせてみろ』ってことだと思う」

さすがはキングカズ。キングたるゆえんでしょう。張本氏の「侮辱」ともいえる言葉を「激励」にすり替えて、言葉が持つ攻撃性を完全にそいだのです。この発言に、世間も当の張本氏も絶賛し、無事に一件落着となりました。

人と人との会話は相互行為であって、誰かが発した言葉の意味は、発した瞬間に確定するものではありません。何かを言ったとき、自分なりに思う意味は頭の中に生まれますが、それは「相手に、こう思ってほしい」というイメージや希望でしかなく、必ずしも他者が自分が意図した意味合いで受け取ってくれるとは限りません。本人は、精一杯の謝意を示して「ごめん」といったつもりでも、受け取った側が「誠意が感じられない」と思えば、解釈の差異が生じてしまいます。会話における言葉の意味とは、あくまで相手に渡ったときに決まるのです。

何か嫌なことがあったときは、自分の都合の良いように解釈してしまえばいいのです。「いつまでちんたらと仕事をしているんだ」と言われたら、嫌みと解釈するのではなく、「効率良く仕事ができるように考えろ」と言われている、つまりは「助言」と解釈してみるという具合に。

想像してみてください。歩いているときに誰かがあなたにぶつかったと。「なんだよ」と腹を立てるでしょうが、振り返るとそこに白杖を持った人がいたらどうでしょうか？　あなたの怒りは、少なくてもぶつかった直後とは異なるものになっているはずです。解釈の仕方次第で、ネガティブな感覚を変えることができるというわけです。

もちろん、日常的にモラハラまがいの言動を受けているのであれば大問題です。しかし、小言や嫌みの類いであれば、額面通りに受け取って、そのたびに小さなストレスをため込むよりも、無効化してしまった方が精神的に気持ちがラクになるはず。嫌みをそのまま飲み込まないように。

旅行に行かなくてもストレス解消できる

ミシガン大学のハンターら

日々の生活にストレスを感じたら、自然を感じる場所へ足を運んでみるといいでしょう。ストレス解消や癒しを求めようとすると、ついつい「旅行」をしたくなりますが、「旅行に行く時間がない」という現実を突きつけられ、落胆してしまうケースもあります。

アメリカのミシガン大学のハンターらは、都会暮らし36人の被験者に8週間、週に最低3

回10分以上、自然に触れる機会をつくって過ごしてもらうという実験を行っています。場所は、被験者それぞれが「自然」と感じる場所（近所の公園だったり、山だったり）を選んでもらい、その上で各被験者に調査期間中、4回にわたってコルチゾールの分泌量（ストレス度合い）をチェックしました。

その結果、20〜30分間、自然に触れるともっとも効果があることがわかり、ストレス値が1時間当たり28・1％も低下したのです。また、30分を経過するとストレスそのものが下がる半面、下がるペースは鈍化することもわかったそうです。

つまり、たった20〜30分ほど自然を感じるような場所に身を置き、森林浴をするだけでストレスレスな暮らしに近づくというわけです。

これを裏付けるように、エクセター大学のホワイトらは約2万人を対象に、「過去1週間のレクリエーション的な自然との接触」と「健康」と「幸福」との関連を調べています。過去1週間に2時間以上、自然環境に触れた人は、そうでない人に比べ、健康状態や幸福感が良好になるという結果がわかったそうです。

しかも、自然との接触がなかった人と比べて、自然に触れた時間が120分以上の人は、健康状態も良く、幸福感を感じることが多かったとも。特に、高齢者や長期的な健康問題を抱える人々にはその傾向が顕著であることもわかったといいます。ただし、230分でピークに達し、それ以上は長くいればいるほど幸福感を感じるというわけではないので、散歩がてら緑の多い公園に行くことが望ましいといえそうです。

そして、休みの日などは、キャンプや自然あふれる地域を散策するのも効果的です。

面白いところでは、米カンザス大学のアチリーらの研究に「自然の中に3日間いると問題解決能力が高まる」というものがあります。

実験では、学生22人がユタ州の峡谷でキャンプをし、3日間キャンプしながら歩き回ったグループと、そうではないグループに分け、比較しました。すると、前者の方が問題を解決する能力が5割も高まり、論理的に積み上げていく思考力や知的能力が向上したといいます。自然が私たちに良い影響を与えることは、イメージだけではなく、実証的な根拠があるのです。

もちろん、中には「そんな場所に行く余裕がない」という方もいるでしょうし、ウォーキングが嫌いという方もいると思います。その場合は、ガーデニングがおすすめです。ガーデニングといっても机やテーブルの上に自然を感じられるミニ観葉植物やミニ盆栽を置いておくだけで大丈夫。たったそれだけで、疲労の軽減につながるという千葉大学の宋らの研究もあります。

森林浴に出かける時間や状況にない場合は、目に見える範囲内に自然を感じられるものを用意すること。自然に触れるだけで、リラックス度は大きく変わってくるのです。

リラックスするには正しい深呼吸の仕方を知る必要がある 福岡県立大学の田中ら

深呼吸をすればリラックスできるのか？　その答えはイエスでもありノーでもあります。たしかに、深呼吸が緊張やストレス軽減につながることは、科学的に立証されています。ストレス耐性を示すコルチゾールや心拍数が減少するなど、疲れているときこそ深呼吸をすることが望ましいとされています。

では、皆さんに質問です。「深呼吸をしてください」と言われて、あなたはどのような深呼吸をするでしょうか？　多くの方が、単に大きく息を吸って吐き出すといったアクションを行うでしょう。しかし、ここに落とし穴があります。

たとえば、喘息《ぜんそく》や慢性閉塞性肺疾患（たばこの煙などの有害物質を習慣的に吸い込むことにより、肺に慢性的な炎症が生じてしまう病気）などを患っている人は、深呼吸をする際には、特にその方法に気を配らなければなりません。酸素を過剰に吸い込むのも良くないのです。過呼吸に陥った人が、紙袋などを使って呼吸するのを見たことがある方もいるのではないかと思いますが、あれは、まさに、酸素を過剰に吸い込まないように調整するためです（今は、この方法はあまり行われないそうです）。正しい深呼吸を理解しておかないと、必ずしも効果があるとはいえないのです。

ここで重要なのが、呼吸法を理解するということです。

呼吸法は、「胸式呼吸」と「腹式呼吸」に大きく分けられます。私たちは、普段、息をするときは胸式呼吸をしており、交感神経を刺激しています。疲労や怒り、ストレスなどを感じると、呼吸はさらに浅く激しいものになるわけですが、そういった状態になるとより交感神経が働くようになります。

対して、鼻で息を吸いながらお腹を膨らませ、吐く息でお腹をへこませる腹式呼吸は、副交感神経を優位にさせる呼吸法です。

交感神経が働くと緊張や興奮を伴うアクティブなモードになり、副交感神経が働くと心拍数が下がりリラックスモードになる。ということは、深呼吸をすると一概に言っても、ただ深く息を吸うだけではなく、副交感神経を刺激する腹式呼吸をしなければ効果的ではないということです。

福岡県立大学の田中らの研究によれば、鼻で吸って口で吐く形で1分間に6回の腹式呼吸を15分間行ってもらい、コルチゾール濃度、心拍数、血圧、アドレナリン濃度などを測定してその効果を調べたところ、ストレスの軽減およびリラックス効果があることがわかりました。1分間に6回のペースですから、そこそこゆっくり行うことが必要なのがわかります。

深呼吸をすればリラックスできるのか？　その問いに対する正しい回答は、〝腹式呼吸をするとリラックスができる〟ということになるわけです。

また、このような興味深い研究結果もあります。

兵庫医科大学の中村望助教らの研究グループは、「息を吸い込む瞬間に記憶力が低下する」ことを発表しています。

呼吸は、脳の記憶をつかさどる「海馬」に影響を与えていることは以前からわかっていたのですが、具体的にどのような影響があるかまではわかっていませんでした。とはいえ、呼吸が記憶と関係していることに驚く方も少なくないのではないでしょうか。

実験では、20代の男女18人に対して、画面に表示された図形の色や形などを覚えてもらい、その後、提示された画像の中に、記憶した図形があるかどうかを答えてもらいました。

その際、モニターで被験者の呼吸をチェックしながら、画像を提示するタイミングをずらすなどして、呼吸と記憶の関係性を調べたそうです。その結果、画像が提示されてから回答するまでの間に息を吸い始めた場合、そうでなかった場合と比べて回答時間が約0・5秒以上遅くなり、正解率も約21％低下したそうです。

対して、画像提示から回答までの間に息を吐き始めた場合は、回答時間や正解率などに差はなかった。つまり、過度に息を吸うと、それだけ記憶力の低下につながるということが示唆されたわけです。

中村助教は、「なぜ息を吸う瞬間に記憶力が低下するのか、脳神経科学的に解明を進めたい」と話しているので、今後も注視したい研究の一つといえるでしょう。

過度に息を吸うと、それだけ記憶力の低下につながる——、パニックになると息遣いが荒くなり、思い出そうとしてもなかなか思い出せないといったことがあります。

こうした状況下で頭が回りづらくなるのは、知覚した情報を統合しようとするガンマ波という脳波が出るからです。そちらに脳のリソースが使われるため、記憶力や集中力と関係の深いアルファ波が制御されてしまうと考えられています。

だからこそ、副交感神経を刺激する腹式呼吸をすることでリラックスし、アルファ波を出すことが求められます。呼吸は、〝吸う〟と〝吐く〟、たった2パターンしかありません。しかし、きちんと理解し、使い分けることができればとても効果的です。

もめ事やトラブルのときなどはため息を吐きがちですが、そういうときこそゆっくり腹式呼吸で息を吐いてみましょう。どうせ吐くなら、ため息ではなく、プラスに働く息を吐いてみてはいかがでしょう?

部屋が散らかった状態は、人をよりクリエイティブにする
ミネソタ大学のボースら

部屋や身の回りをスッキリさせて気持ちよく過ごしたい――とは思うものの、忙しさにかまけて片付けできず、ついつい後回しにしてしまうという人は少なくないと思います。

「先延ばしグセ」に関しては、世界中でさまざまな研究がなされ、研究対象として議論も盛んに行われています。世界中の人が、「どうすれば先延ばしにせず、パッと動けるようになる

んだろう」と考えていると思うと、国籍や人種に関係なく、「やる気」は永遠のテーマなんだと親近感を覚えてしまいます。

その一方で、「男性は散らかっていることを自覚しているにもかかわらず片付けない」という米カリフォルニア大学サンタバーバラ校のテボーらのユニークな研究結果が存在します。片付け面倒派にとっては「我が意を得たり」な研究かもしれません。

実験では男女それぞれ約300人の被験者に「部屋の写真」を見せ、「どれくらい散らかっていると感じるか」「掃除が必要な度合いは?」などを尋ねました。すると、男女ともに部屋の散らかり具合については、さほど感じ方に差がないことがわかったそうです。散らかった部屋を見て、「この部屋は散らかっているな」と判断するのは、男性も女性も同じというわけです。ところが男性は、「この部屋は散らかっているな」と自覚しているにもかかわらず、片付けられない傾向が強い――ということが判明したといいます。

さらに興味深いのは、男女それぞれの片付いていない部屋に対する印象です。被験者に「そこそこ片付いた部屋」の写真を見せ、「部屋の住人は女性」「部屋の住人は男性」という具合に2パターンの反応を調べたところ、「部屋の住人は女性」と伝えられた被験者は、男性と伝えられたときよりも「散らかっている」と評価を下す傾向が強かったと付言しています。

つまり、男女ともに「女性はもっときれいに片付けるべきだ」という偏見があるとわかったのです。部屋が散らかっている状態の女性を、とりわけ〝汚部屋女子〟などと揶揄するのは、こうした印象が根強いからなのかもしれません。

片付けができない人は、〝分ける〟ことをポイントにするといいといいます。減らすことだけを目的にしてしまうと、リバウンドで購入してしまう可能性が高くなるとも。たしかに私自身、「減らしたんだから、また買ってもいいか」と思ったことは一度や二度ではありません。

ですから、分ける上で重要なポイントは「いる」「いらない」ではなく、種類別に分けて視認できる状態にしておくことが大切だというわけです。

それこそ近藤麻理恵さんの『人生がときめく片づけの魔法』ではないですが、「ときめくか、ときめかないか」といった分け方でもいいかもしれません。自分とモノが向き合えるように分けていくと、頭の整理にもつながるでしょう。

ただし、米ミネソタ大学のボースらによれば、「散らかった状態は、人をよりクリエイティブにする」ともいわれています。散らかった環境は新しいアイデアを生み出すインスピレーションを与えるといわれ、ｉＰｈｏｎｅの生みの親であるスティーブ・ジョブズも片付けられなかったそうです。

部屋や仕事場が散らかっているからといって、頭の中まで散らかっているわけではない――。とはいえ、片付けない言い訳にはなりませんから定期的に整理はした方がいいでしょう。

先の「分ける」に加えて、もう一つアドバイスを送るなら「小さな目標」を作ることです。

「部屋を片付ける」と目標を立てたとき、片付けが得意な人だったらざっくりとした目標でも対応できるでしょうが、片付けが苦手な人や面倒くさがりな人にとっては話が変わってきます。「片付けをしなければ」と考えると、どこから手をつければいいのかわからなくなり、何もできなくなってしまう……。そういった可能性もあるからこそ、「今日は机の上だけを片付けよう」、「必ず一日一個、処理をする」という具合に小さな目標をつくるのです。範囲を絞ると、目標が明確になり、やる気が生まれやすくなるのです。

早起きが三文の徳になるとは言い切れない
バーミンガム大学のフェイサー＝チャイルズら

働き方が多様化し、「始業時間が遅くなった」「ランダムになった」という方は少なくないかもしれません。午前9時の始業がルール化されていた人にとって、午前10時に後ろ倒しされるだけで、時間の使い方は大きく変わるでしょう。

実際、後ろ倒しにするメリットが報告されています。ワシントン大学のダンスターらの研究によれば、「学校の始業時間を約1時間遅らせると、生徒の睡眠時間が30分ほど長くなり、成績の向上にもつながった」という結果があります。

ダンスターらは、2017年にシアトルにある2つの公立高校の始業時間を2週間だけ55分遅らせて（7時50分から8時45分へ）、学生の睡眠時間にどのような変化が表れるのかを実験しました。

その結果、睡眠時間に改善が見られ、前年と比較したところ平均睡眠時間が34分長くなり、成績も平均4・5％向上したといいます。所得の低い家庭の学生が多く在籍する高校では、遅刻の回数や出席率においても改善が明らかだったそうです。

これだけみれば、始業時間を遅らせた方がいいと多くの人が思うでしょう。実際、遅らせた分だけ運動や朝活をする時間が増える、はたまた純粋に睡眠時間を確保できるのですからメリットも大きい。ところが、すべての人に当てはまるわけではないから厄介です。

英バーミンガム大学のフェイサー＝チャイルズらの研究では、午前2時に寝て午前11時くらいに起きる夜型人間にとっては、「9時5時勤務は不利」と報告しています。夜型生活の人は、その生活習慣を変えない限り、仮に1時間スライドさせても改善は見られないというのです。

フェイサー＝チャイルズたちは、午後11時前に寝て午前6時半に起きるといった朝型人間と、夜型人間の脳をスキャンした上で、脳の働きを比較しました。その結果、午前8時から午後8時までの時間帯では、夜型人間の脳内では集中力をつかさどる領域の活動が少ないことがわかったといいます。

夜型人間は、自分に合わない社会で決められた時間帯に働かせると、注意力が散漫になる、反応が遅くなる、睡魔に襲われやすくなるといった傾向が見られたそうです。夜型傾向にある人は、始業時刻を遅らせるよりも、その体内時計に合うような仕事の進め方をした方がいいというわけです。

また、イタリアのサクロ・クオーレ・カトリック大学のジャンピエトロとキャバレラは、バラバラの年齢層の男女120人に夜型か朝型かアンケートに回答してもらった上で、創造性や思考力を試すテストを行いました。すると、夜型の人ほど高いスコアを残せたといいます。

このように夜型の人が、無理に朝型に「改宗」する必要がないことを示す研究は、実は世界各国で行われています。

イギリスのウエストミンスター大学のクローらの研究では、2日間にわたってさまざまな睡眠リズムを持つ42人のボランティアの唾液を一日8回分析したところ、早起き傾向にある人は睡眠が長い人に比べて、より多くのコルチゾールが検出されたといいます。コルチゾールは、本来、ストレスが上がってくるとそれを抑制するために分泌されるホルモンです。ということは、無理して早起きをするとストレス値が上がるわけです。

また、ベルギーのリエージュ大学のシュミットらの研究では、16人の極端な朝型タイプと15人の極端な夜型タイプを対象にした検証を行っています。それぞれのタイプの起床時と10時間半後の脳の活動を測定してみたところ、朝型も夜型も起床時の生産性は変わらなかったのですが、10時間半の計測では変化が生じたといいます。朝型タイプの脳は、注意力と概日《がいじつ》リズムに関連する領域の活動が、夜型タイプよりも低下していることが判明したというのです。

自分の無理のないように時間を使うことが大切なのであって、早起きが苦手な人が、無理をする必要はないということ。苦手なアクションは、それ自体がストレスになりますから、「三文（以上の）の害」になるということをお忘れなく。

体が必要としているからジャンクフードを食べたくなるわけではない

西オンタリオ大学のロゥイーら

疲れたときに甘いものを食べたくなるように、無性にジャンクフードが食べたくなる――そんな瞬間、ないでしょうか？　かくいう私もお菓子が大好きで、ついつい仕事の合間に手を出してしまいます。

進化心理学的な視点で考えると、これらは野菜などに比べると入手が困難なご馳走で、もともとたくさん食べられる環境ではありませんでした。しかし、時代は進み、文明の発達により、脂や糖が多く含まれたご馳走を簡単にたくさん入手することができるようになりました。もともと貴重だったものですから、現代人はついつい食べすぎてしまうわけです。しかも、ジャンクフードは手っ取り早くそれらを摂取できる、ある意味、優れものです。

もちろん、脂や糖は人間に必要な栄養素です。しかし、粗食を心がけていても、思いのほか摂取できていることも事実。そのためジャンクフードを食べすぎると、脂や糖の過剰摂取になって太ってしまうというわけです。

ついつい食べてしまいたくなるジャンクフード。その理由を、多くの人は、「自分は疲れて体が必要としているからジャンクフードを食べたくなっているんだろう。だから食べてしまうのは仕方がない」と考えていると思います。

しかし、「(脳の左背外側《ひだりはいがいそく》にある)前頭前皮質の機能を一時的に低下させると、カロリーが高い食べ物を欲するようになるだけでなく、実食においてもジャンクフードを食べる傾向が高くなる」とは、西オンタリオ大学のロゥイーらの研究です。

前頭前野を含む前頭葉は、注意力、集中力、判断力などと関係し、感情や欲求を抑制する脳の大切な部位です。そのため前頭葉の機能が低下すると、普段は「悪いからやめよう、我慢しよう」と思っていることについての判断が鈍くなり、我慢ができなくなってしまうのです。

また、背外側前頭前皮質の機能低下は、ストレスが原因で引き起こされます。つまり、ストレスが蓄積して、脳の背外側前頭前皮質の機能低下が生じると、それに応じて判断が鈍ってしまうというわけです。

皆さんは、ジャンクフードは太りやすく、健康を考える上であまりよろしくないものだと認識していると思います。「疲れているから仕方がない」と思いたいところですが、実はそうではない。

疲れて体が必要としているから体が欲しているのではなく、疲れているからちゃんと抑制力が働かなくなってジャンクフードに手が伸びてしまうのです。普段は体に悪いからやめておこう、我慢しようと思っている抑制のフタが外れてしまった結果、ポテトチップスの袋を開けてしまうのです。

先の研究は、ジャンクフードを食べたいという気持ちになってしまう原因は、悲しいかな脳の機能低下にあると指摘しています。たしかに、ジャンクフードはおいしいです。そのため、脳にそのおいしさが刷り込まれており、脳が十分に休めていないからこそ、理性のブレーキが利かずに〝止まらない〟のです。

考えようによっては、「本来は我慢しなければいけないジャンクフードを食べてしまう＝脳が十分なリフレッシュを取れていない」というサインでもあるわけですから、ジャンクなものを食べたくなったら、仮眠を取るなど体を休ませた方がいいかもしれません。

また、どうせ食べるのであれば、「疲れているから」という具合に脳のせいにするのではなく、いっそのこと「私は好きで食べているんだ」と割り切ってはどうでしょうか？

というのも、次項で説明するように、自己決定は、自らの幸福度を上げる効果があるからです。

「この選択は自分を満足させるために好きで食べているんだ」と考えれば、幸福度も高まり、脳も安心感を覚えます。

罪悪感にさいなまれながら食べると、ますます脳がストレスを抱え、どんどん抑制のフタが外れてしまい、さらにジャンクな食べ物を求める……。心身ともに負のサイクルに陥ってしまう可能性もありますから、食べたいときは自己決定感を持って食べるように。

積極的な「朝令暮改」はいけないことではない

経済産業研究所の西村と同志社大学の八木

中国後漢の時代に編纂された『漢書《かんじょ》』に出てくる言葉に、「朝令暮改」があります。朝、口にしていたことが夕方にはコロッと変わっている——。一聴すると悪いイメージを抱くかもしれません。しかし、朝令暮改はストレスを軽減する上で、意外にも有効な手段であると、科学は教えてくれます。

経済産業研究所の西村と同志社大学の八木が、国内2万人に対するアンケート調査を行った結果、「所得や学歴よりも〝自己決定〟が幸福感に強い影響を与える」ことがわかりました。アンケートでは、全国の20歳以上70歳未満の男女を対象に、所得、学歴、自己決定、健康、人間関係の5つがいかに幸福感と相関するかを分析しています。

その結果、幸福感に与える影響力は、「健康＞人間関係＞自己決定＞所得＞学歴」の順であると明らかになったのです。所得は、増加するにつれて幸福度も比例する傾向が見られたのですが、1100万円が一つの天井であることもわかりました。むしろ、重視すべきは健康、人間関係、自己決定というわけです。

とりわけ興味深いのは、自己決定です。自己決定によって進むべき道を決定した人は、それを達成する努力を惜しまないため、責任や誇りを持ちやすく、達成したことによる幸福感も高くなります。これは、小さな自己決定においても同様です。

たとえば、今から取りかかろうとしていたのに、「早く仕事をしなさい」などと上司から言われ、やる気を奪われた、今から片付けをしようと思っていたのに、「早くやって」と言われて、やる気が薄れた、そういった経験を持つ人は多いのではないでしょうか？　人間は、生来的に自分の行動や選択を自分で決めたいという欲求が備わっています。

しかし、それを強制されたり奪われたりすると、自分にとってプラスの提案であっても無意識に反発的な行動を取ってしまいます。こういった現象を、リアクタンスと呼びます。そのように自己決定することで自由を取り戻すのです。

料理を作っているときに、横から「もうちょっと塩コショウを入れた方がいい」とか「ゆですぎじゃない？」などと言われると、料理を作りたくなくなるのもリアクタンスによるものです。対照的に、自分一人で好きなように作ると、たとえ味が微妙であっても「私って料理上手かも！」という具合に、達成感や満足感が得られやすい。これこそ、まさにリアクタンスと自己決定の違いです。裏を返せば、リアクタンスが起こる前に、「自分でこのチョイスをしたんだ」と考えられれば幸福度を上げることができるのです。

運ばれてきた料理を見て、「想像していたものとは違う。失敗したかな」と思って食べるのと、「想像していなかった料理が来たけど、私はこれと巡り合うためにチョイスしたんだろうな」と思って食べるのでは、幸福度は雲泥の差というわけです。

つまり、「Aがいい（Aにする）」など口にしたものの、状況が変わり、ストレスを感じるような状況、あるいは環境になったら、「Bにしよう」と考えを改めた方がいいというわけです。

リアクタンスを回避するために、積極的に朝令暮改をし、自分の意思決定として上書きしていく――。自己決定として考えることが、過度にストレスをため込まない軽減術のポイントです。

運動をしなくても筋肉は鍛えられる
オハイオ大学のクラーク

「イメージトレーニングだけで筋肉は鍛えられる」というオハイオ大学のクラークらの驚きのエビデンスがあります。

クラークらは、29人のボランティアを募集し、1カ月間手首を整形外科用のギブスで固定してもらいました。その上で半数に対して、毎日約10分、週5日のペースで、固定された手首の筋肉を曲げようとする精神的なイメージトレーニングを行ってもらいました。

驚くことに、その1カ月後、イメトレをしていた半数と、していなかった半数を比較したところ、前者の方が手首の屈筋が強く、サイレント・ピリオド（筋肉が一気に大きな力を出そうとする直前に起きる一瞬の弛緩《しかん》状態）が短かったのです。

また、カナダのビショップス大学のシャッケルとスタンディングの研究でも、週に5回筋トレを行っているとイメージしてもらったグループに、24％の筋力の増加が見られたといった報告があります。実際に運動したグループは28％の増加でした。

このように脳と筋肉の間には、われわれの想像を超えるつながりがあります。頭の中で運動している姿を想像すると、実際の運動中に活性化される脳領域と同じ箇所が活性化することがわかっています。

皆さんが腹筋をしているとき、運動と同時に自然とお腹に意識を集中していると思うのですが、〝この意識を集中させる〟ということが、実は大事です。ピラティスやヨガなどのインストラクターが、「○○に意識を集中」というのは理に適《かな》っているというわけです。

もし、骨折などで一時的に身動きがとれない状況になってしまっても、運動しているイメージをすることが大切。それをするかしないかで、その後の体の状態が変わってきます。たとえば、散歩をしている自分をイメージし、どの部分を使っているか克明にイメージするといいでしょう。

学術・文化面と武術・軍事面との両面に優れていることを意味する文武両道という言葉があります。

古くはアリストテレスから、自然科学、政治学、文学を学び広大な帝国を築いたアレキサンダー大王、武芸全般に秀《ひい》で、茶道、和歌など芸能にも精通した細川幽斎《ほそかわゆうさい》らが、この言葉に該当する人物の代表格でしょう。

皆さんの周囲にも文武を両立させている人がいるのではないでしょうか？

たとえば、「ジョギングが趣味の◯◯さんは何かと仕事ができるなぁ」「ヨガを続けている△△さんは、いつもスマートに物事を進めるなぁ」という具合に、仕事と運動を両立させている社会人は少なくないですし、適度な運動をしている人は仕事もできる。そんなイメージがあります。

そもそも運動をすると、血流が良くなります。酸素は血液によって運ばれますから、運動で脳により多くの酸素が届けられ、結果、脳の働きが良くなる。つまり、文武は互いに無関係ではないといえます。

その上で覚えておいてほしい科学的エビデンスがあります。ハンブルク大学のホティングらは運動と記憶の関係を調査する研究を行っているのですが、これがとても興味深い。ホティングらは、エアロバイクを30分間、「比較的ハードにこいだグループ」と「軽くこいだグループ」、そして「何もせず座っていたグループ」の3つに分けた上で、外国語の単語を暗記してもらうという実験を試みました。

20分後、24時間後、2日後にそれぞれテストを行ったところ、運動をしていた2つのグループは、何もしなかったグループより成績が良く、特に軽くこいでいたグループがもっとも単語を覚えていた結果が明らかになったそうです。

なぜ、ハードにこいだグループより、軽くこいだグループの方が成績が良かったのか?

面白いことに、激しい運動をしたグループは、神経細胞の発生や成長、維持や再生を促すBDNF(脳由来神経栄養因子)と呼ばれるタンパク質が増えた一方、ストレスホルモンであるコルチゾールも上がってしまったそうです。

ハードな運動は、当然負荷もかかりますから、アスリートでもない限り、自分を追い込むほどの運動はかえって逆効果ということが示されたのです。ストレスにならない適度な運動こそ、脳を効果的に働かせる名コーチ。むやみやたらに運動すればいいというわけではないのです。

また、イリノイ大学アーバナシャンペイン校のブルジンスカからの研究チームは、運動をすると脳の「白質」と呼ばれる部位の機能が強化されることを明らかにしています。

白質は、主に情報伝達を担うケーブルの集合体ともいえる存在で、最近の研究では「数学的な能力」との関連が判明しています。白質の強化には、本格的な運動は必要ないとされ、子どものときにルーティンとして適度な運動、たとえば縄跳びのような運動を取り入れることが望ましいといわれています。

定期的な適度な運動こそ、文武両道への近道。ほんの少し体を動かすだけで、明日の仕事のはかどり方が変わってくるはずです。

友人がたくさんいれば良いというわけではない

スワースモア大学のアッシュ

昨今、「おひとりさま」という言葉をよく耳にします。「一人焼き肉」「一人カラオケ」という具合に、友人と共に時間を過ごすのではなく、自分一人で好きなことをする——。そういった傾向はコロナ禍を機にさらに高まっているといいます。

外出自粛に伴うイエナカ時間や、3密を避けるためのソロ活動の増加により、一人でも楽しめるサービスが増え、今ではソロ活動を〝寂しいもの〟と解釈する人はあまりいないかもしれません。

そもそも、人付き合いが億劫な人にとっては、「友人が少ないことは不幸なの？　友人は最低限いればいい」と考える方もいるはずです。友人が多いと、さまざまな情報を共有したり、わいわいがやがやと楽しめたりと、孤独を感じる機会の減少につながることは間違いないでしょう。

その半面、あちらを立てればこちらが立たず、人間関係の複雑さに疲弊してしまう場合もあります。友人の数が多いからといって、幸せが約束されるわけではない。だからこそ、人間は加齢と共に友人との付き合い方も変わっていきます。

友人が減ったとしても、その分、時間を独り占めできる。一日の時間を自分の自由に使える――これを寂しいと思うか、自由に使えると思うかは、人によりけりです。

友達の数は多い方がいいのか、それとも親友と呼べる人だけが数人いれば友達なんてそれほど必要ないのか――。友達をめぐる「質」と「量」のテーマは、誰もが自分の人生で一度は考えたことがあるはずです。

このテーマは世界共通のようで、友達に関する研究は世界各地で行われています。たとえば、「交友関係が広い人ほど痛みや我慢に強い」というオックスフォード大学のジョンストンとダンバーの研究があります。

実験では、鎮痛作用を持つ神経伝達物質「エンドルフィン」が、社会的なつながりやコミュニケーションによって、どれほど脳内で分泌が促進され、効果に変化が出るかを調べました。ジョンストンとダンバーは、「友人が多い人ほどエンドルフィンも多く、痛みに強いのではないか」という仮説のもと、18〜35歳の健康な男女107人を対象に実験をしました。

まず、①外向性、②調和性、③開放性、④勤勉性、⑤神経症傾向からなる「ビッグファイブ理論」と呼ばれる5つの性格の因子から大まかに個人の傾向を調査し、その後アンケートによって、メールやSNS、電話などの毎月、毎週の頻度、さらには連絡をとる友人の数や関係性、および交友関係を調べました。

そして、被験者らにいわゆる「空気イス」（イスに座るようにひざを90度に曲げたままの状態を維持する姿勢）をさせ、痛みや我慢にどれだけ耐えられるか時間を測定しました。すると、長く我慢できる人ほど交友関係が広い傾向がわかったのです。逆に考えると、痛みや我慢に強いからこそ、交友関係が広がっていくのかもしれません。

一方で、友達は〝数〟ではなく〝質〟を重視するという人もいるでしょう。

京都大学の内田らは、友達関係の数と質が幸福感とどう関係するかを、日本人大学生を対象に調査しました。調査では、学生たちの生活の中で接触する人を、〝家族〟のような身近な人、〝大学の友人〟、そして〝バイト先などで交流がある人〟などの一般的な人間関係に分け、幸福感や身体の健康との関連を調べました。

結果、家族・親戚や大学の仲間など身近な人間関係においては、付き合いの数と質と幸福度の間にはさほど関連はありませんでした。ただ、身近な人間関係においては付き合いが多いほどストレスが少ない一方で、アルバイト先などでの一般的な人間関係は、多くなるとストレスが増えることが観察されました。

これはアルバイトのような付き合いを選べない環境下では、どうしても不満が溜まっていきやすいことを暗示しています。さらに、各人に「人間関係を広く求めるか？」「狭くても心地よい関係に留まろうとするか？」と、どちらの傾向が強いかによって、数と質の評価が変わるかということについても調べました。

その結果、人間関係を広く求めるタイプの人は、数が幸福感と関係してくる一方で、狭くても心地よい関係に留まろうとする人は、質が人生の幸福度と関係してくることがわかりました。後者の傾向がある人は、無理をしてまで人間関係を広げることに幸せを見出していないというわけです。

「理解者がいることこそ大事」という考え方もあります。人間は、多数派や周囲の反応に合わせてしまう生き物。スワースモア大学のアッシュによる有名な実験に、「アッシュの同調実験」と呼ばれるものがあります。

基準となる1本の線が書かれたカードと、長さの異なる3本の線が書かれたカードを被験者に見せて、前者のカードの線と同じ長さのものを、後者のカードの中から選ばせるという実験を、次の条件で行いました。

【7人の集団で12回行う】

【7人中6人はサクラで、本当の被験者は7番目に回答する】

【6人のサクラは12回のうち7回、全員がわざと同じ誤答をする】

結果、37％の被験者が、一度は間違った回答をしたといいます。間違うのは、サクラ6人が全員一致で誤答したときがもっとも多く、1人でも正解を言うサクラがいると正解率は大きく跳ね上がったそうです。つまり、正しいものを選んだとしても、大多数の人が間違った意見を口にすると同調圧力が働き、多数派の意見になびいてしまうことが明らかになったのです。

同時に、自分と同じ回答を選ぶ味方がいたケースでは正解率が跳ね上がったように、たった1人でも味方がいれば、自分の気持ちを正直に言いやすい傾向があることもわかりました。

「アッシュの同調実験」は、まさに人間の不安定さを浮き彫りにした実験であり、一個人が

〝変わった人〟で存在することの難しさを伝えているともいえます。

裏を返せば、良き理解者が1人でもいれば、自信を持って行動できるということ。先のアッシュの実験では、すべての回で被験者と同じ線を選ぶ人（つまり味方）が1人いると、同調する確率は5・5％まで減少し、本来の正解率に近づいています。

友人が多いに越したことはありません。もちろん、「おひとりさま」もすてきです。ただし、良き理解者がいることが望ましい。たった1人でも、百人力になるのです。

酒でイヤなことは忘れられない
東京大学の野村・松木

仕事の後に飲むアルコールはとてもおいしいです。

自分へのご褒美も兼ねてグビグビと飲めば、何ともいえない多幸感に包まれ、気持ちが落ち着くものです。古来、「酒は百薬の長」といわれるように、先人たちもお酒の有効性を肌身で感じていたのでしょう。

なんでもこの言葉は、『漢書』によれば紀元前からある言葉で、「塩は食べ物の中でもっとも重要。酒はどんな薬より効果がある上に宴会には欠かせない。鉄は農業に必要なものの基本」と書かれていたとか。古今東西、お酒の魅力は変わらないのでしょう。興味深いことに、この「酒は百薬の長」に関連する科学的根拠もいくつか存在します。

たとえば、グラーツ大学のベネデックらが70人を対象に行った実験の中に、「飲まないときに創造力が低かった人が、アルコールを摂取すると創造力が特に高まった」という報告があります。

男性40人を、アルコールを摂取したグループと摂取していないグループに分けて、缶ビール1本分程度を飲んだ後に、実務遂行力や創造性を測定するテストをしてもらい、そのスコアを比較。すると創造性において、飲んだグループが飲んでいないグループよりもスコアが高かったそうです。

通常、脳のワーキングメモリーは必要な情報と必要ではない情報を取捨選択しています。アルコールを摂取するとその働きが鈍って、普段は捨てられてしまう情報が拾われるようになるため、これまでになかったような情報の組み合わせ、つまり新しい考えが得られるといわれています。ほどよいアルコール摂取（缶ビール1〜2本くらい）は、クリエイティブ能力を高めるというわけです。

ただし、やけ酒は厳禁です。イヤな出来事があると、それを忘れるためについついアルコールに頼りたくなりますが、実はこれ、逆効果なのです。これを裏付けるのが、東京大学大学院薬学系研究所の野村・松木の「やけ酒をするとイヤな記憶や気持ちがかえって強くなる」という研究結果です。

お酒を飲むと楽しくなって気持ちもふわふわしてきますが、飲み続けるとそうとは限りません。研究では、ネズミに電気ショックを与え、アルコールを注射し、どういう行動になるかを調べました。すると、ネズミは電気ショックについて忘れるどころか、電気ショックの恐怖を強め、臆病になってしまった——。つまりイヤな記憶が強化されてしまったのです。

さらに、アメリカ国立衛生研究所のホームズらの研究結果によると、「アルコールを常習するとイヤな記憶を消す能力が下がる」ともいわれています。先の研究と合わせると、イヤな記憶が強化され、消却することも困難になるわけですから、〝やけ酒はダメ酒〟になってしまうのです。

ストレスから逃れるためにお酒を飲む行為は、自分を苦しめるだけで逆効果。お酒は〝逃げる〟ためのものではなく〝たしなむ〟もの。ほどよく楽しむことこそ、酒を百薬の長にするポイントといえるでしょう。

では、どのようにコントロールするか？

現在、スマホアプリには、「減酒にっき」、「drireco」、「飲酒記録」といった、日々の飲酒量を記録できるものがあります。その中で私がおすすめしたいのが、「一定以上のお酒を飲むとアラートを出してくれる」機能があるものです。

ロンドン大学のクレインらは、飲酒アラートと減酒効果について研究した論文を発表しています。実験では、被験者の男性に4杯、女性に3杯飲むと注意喚起のアラートが表示される記録アプリを使って行われました。その際、グループを以下のように分けました。

①　アラートを表示させるグループ
②　アラートが表示されないグループ
③　アラートの代わりにアルコールの害が表示されるグループ

その結果、アラートを表示させるグループにもっとも飲酒抑制効果があった結果となりました。また、グループ③のようなお酒の害について知ることも飲酒抑制につながる効果があったといいます。

自分である程度お酒の量をコントロールできるものの、もう少し減らしたいという方は、レコーディングダイエットならぬ、レコーディング飲酒がおすすめでしょう。

「ネガティブ思考」の人を励ましてはいけない

ミシガン州立大学のモーザーら

友人、もしくは同僚が失敗して落ち込んでいるとき、あなたはどんな対応をとるでしょうか？ きっと多くの方が、「大丈夫だよ」という具合に励ましの言葉をかけると思います。しかし、落ち込んでいる友人が、前向きではなくネガティブ思考の持ち主だった場合、「次があるよ」「気晴らしに遊びに行こう」などと声をかけるのは逆効果になってしまうかもしれません。

米ミシガン州立大学のモーザーらの研究では、ネガティブな人に前向きな言葉をかけると、自己矛盾に陥り、逆効果につながることが明らかになっています。「頑張ろう」の一言が、人によっては凶器になりえるというから、考えものです。

実験は、71人の女性被験者を対象に行われました。被験者に、ポジティブ思考かネガティブ思考かを自己申告してもらった上で、①普通の画像を見てもらう場合、②「覆面男が女性の喉にナイフを突きつけている」といったネガティブな感情を誘発する画像を見てもらった場合、③ネガティブな感情を誘発する画像にできるだけ楽観的な解釈をしてもらった場合で脳の状態の変化を調べました。

被験者の脳をスキャンし、血流の反応を調べた結果、②の条件では、ポジティブ思考だと回答した人の血流の反応は、ネガティブ思考と回答した人に比べて、かなり小さめだったそうです。一方、ネガティブ思考の被験者たちは、③の楽観的に捉えるように指示を受けた場合は、さらに血流の反応が激しくなったのです。

なぜ、こんなことが起きたのか? 実は、悲観的な状況や感情を無理に肯定しようとした結果、脳内で混乱が生じ、脳がオーバーヒートのような状態になってしまったというのです。

そもそも人間は、ポジティブな情報とネガティブな情報がある場合、後者を重要視してしまう傾向があります。否定的なことに注意し、それに対処する方法や手段を準備しておく方が生存していく上では有利ですから、どうしてもネガティブなものに目を向けがちになってしまうのです。こうした心の傾向を「ネガティビティ・バイアス」と呼びます。

「あの人、かわいらしい人なのに服装がダサいんだよね」
「このお店は料理はおいしいのに、店主が不愛想」

など、良い点があってもそれ以上に悪い点が気になってしまうのは、まさしく「ネガティビティ・バイアス」によるものです。

「頑張って」「前向きに考えよう」などと励ましても、ネガティブな人は自分の悪いところを気にしているわけですから、よりセンシティブになってしまい、悪循環に陥ってしまう可能性があるのです。

また、情報を修正しようとするための努力が、逆にその情報を強めてしまうことを「バックファイア効果」と言います。ネガティブ思考の人に「もっとポジティブに」と言うと彼らは自分のことを正そうと試みます。しかし、もともとある否定的感情が葛藤を生み出し、さらにダウン思考に陥らせてしまう――。ネガティブな人にアドバイスやエールを送るときは、バックファイア効果を発動させないようにしなければいけません。

世の中には言葉で伝えるよりも、態度で伝えた方がいいケースもあります。ポイントは、脳に矛盾を与えずに、誘ってみたり、励ましたりすること。たとえば、芸人さんのコントや動物の映像、ＳＮＳではやっている面白動画などをすすめてみる。強制的な言葉以上に、その人を元気づける方法はあるはず。単にポジティブな言葉で励ます行為は、かえって逆効果になることもあるのです。

若さがいいとは限らない
マサチューセッツ工科大学のハーツホーンら

年齢を重ねてくると、どうしても体力や記憶力は衰えていくように感じます。昔は簡単にできたことができなくなり、戸惑いや不安が押し寄せ、自信を失ってしまう機会にもつながってしまいます。

しかし、衰えてしまうのは自然の摂理なのですから、過度に落ち込む必要はありません。ときには「しょうがないよな」と割り切って、深く考えないことも大切でしょう。しかも、マサチューセッツ工科大学のハーツホーンらによれば、「50歳を過ぎてからピークを迎える能力がある」とも言われています。傍から見ればおじさんかもしれませんが、50歳は、まだまだ老け込むような年齢ではないのです。

研究は、4万8000人を超える老若男女を対象にオンライン上から集めたサンプル（アンケート回答や実施されたIQテストなど）をもとに分析しました。その結果、もっとも計算能力が高かったのは50歳前後の人たちで、シンプルな計算問題は年長者の方が良いパフォーマンスを残したといいます。

一方、記憶力に関するテストでは、若い被験者に劣る結果が明らかになりました。また、情報の処理速度に関しても、20代が圧倒的に成績が良く、頭の回転に関しては若者に勝てないことが示されました。こればかりは仕方がないことです。

しかし、興味深いのは、「他人の感情を目を見るだけで正しく認識する能力」において、50代の成績がもっとも良かった点です。亀の甲より年の功。50年も生きていれば、酸いも甘いも噛み分けていますから、他人の感情を察知する能力に秀でているのでしょう。

この検証では、認知能力のピークが、世代によってかなり差異があることが明らかになっています。成人の早い時期に、いくつかの認知能力が安定するため、30代になると低下し始める人もいます。ただし、あくまで安定するだけであって、ピークを迎えるのではない。つまり、中には50代近くになってピークを迎える人もいるということです。裏を返せば、脂が乗っているだろう30代にどんな人生を送っているかがポイントになるといえるかもしれません。

また、別の研究では、対立する問題を分析したり、解決したりするのは、老年期（60代以上）に向上する傾向があるという結果が出ています。といっても、老害化する人もいますから、個人差があることも付記しておきます。

昨今、老後については、さまざまな問題が叫ばれていますが、あまり悲観しない方がいいでしょう。南カリフォルニア大学のストーンらの研究では、「精神的な健康のピークは82歳前後」という驚くべき結果があるほどです。あらゆる世代の被験者に、10段のはしごを思い浮かべてもらい、一番上の段（10段目）＝最高の人生、一番下の段（1段目）＝最悪の人生として、自分の人生が現在何段目に位置するかを尋ねたところ、最年長のグループ（82〜85歳）が一番満足度が高く、平均して7段目と回答したそうです。

孔子の『論語』では、「五十にして天命を知る、六十にして耳従（したが）う、七十にして心の欲する所に従いて矩《のり》を踰《こ》えず」と書かれています。50歳になって天命を知り、60歳になって人の言葉が素直に聞け、70歳になると思うままにふるまっても道をはずれないようになった――。

加齢は〝衰え〟ではなく、人間としてより〝先に進む〟こと。若ければいいというわけではないのです。

「ノーと言えない」性格は武器になる

玉川大学の坂上ら

人から仕事やお願い事を頼まれるとノーと言えない、仕事をお願いしたいのに「申し訳ない」と思ってしまい、頼むことが苦手。こういった方は少なくないのではないでしょうか？

玉川大学の坂上らは、思考を重視すると利他的な行動が取れなくなるという実験を行っています。それによると、「考えれば考えるほど人のための行動が取れなくなる傾向がある」ということです。

実験内容を簡単に説明すると、お金のやりとりをするゲームを用いて、利他的な行動を取るケースと、利己的な行動を取るケースでは、脳にどのような変化が表れるかを調べました。

活動を見る箇所は2つ。大脳新皮質の一部である背外側前頭前野と、大脳辺縁系の一部である扁桃体《へんとうたい》です。前者の大脳新皮質とは理性をつかさどる新しい脳。冷静かつ合理的に考えるための機能を持ち、いわば〝考える脳〟といえます。

一方、扁桃体を含む大脳辺縁系とは、多くの生物が持つ原始的な脳であり、感情や欲求といった本能をつかさどっています。この2つを比べ、脳の活動からどう利他心が起きるかを観察したのです。

その結果、利己的、つまり自分の利益を優先する傾向が強い人は、背外側前頭前野（考える脳）が、扁桃体（本能の脳）より大きいことがわかりました。半面、協力をいとわない利他的な人は、扁桃体の方が大きく、活発化していたといいます。本能的かつあれこれ思考を張りめぐらさない人ほど、協力的な人だったというわけです。

「ノーと言えない」「お願いするのが苦手」という方は、押しに弱い性格を弱点と考えるのではなく、利他的、協力的、つまり〝武器〟として考えてみてください。いざというとき協力できる、人のために考えられる能力の持ち主と解釈してみる。

そして、仕事を押し付けてくる人をよく観察してみるといいでしょう。普段から自分だけではなく別の人に対しても協力的でないのであれば、何事も損得勘定で考えてしまう傾向の強い、自分のことしか考えない人……という可能性が高いです。そんな人に、協力的なあなたがあれこれ考え、無駄に協力するのはもったいない。協力傾向が強い人は、本能的に行動する扁桃体が発達しているのですから、心の底から「無理です」と伝えれば、大きな効力を発揮するかもしれません。

脳の活動は、日々の生活習慣などで活動する場所が変わり、そして活動する場所ほど大きく発達するといわれています。考える脳が大きくても、自分のことしか考えられなくなっているのであれば、宝の持ち腐れです。もし、自分が利己的だと自覚するなら、あまり損得を必要としないアクションを取ってみる。たとえば、定期的にボランティア活動に参加すれば、脳の活動が偏らなくなっていくはずです。

「智に働けば角が立つ。情に棹《さお》させば流される　意地を通せば窮屈だ。とかくに人の世は住みにくい」とは、夏目漱石の「草枕」の冒頭です。

〝人の世は住みにくい〟を〝仕事は難しい〟に変えても、さほど違和感がありません。仕事はチームプレー。ノーと言えない性格を、良い方向へと転がしてください。

やっぱり人は見かけによる
ミネソタ大学のウォルスター

外見より内面が大事――。もちろん、その通りだと思うのですが、だからといって外見に気を使わないというのも考えものです。

実は、顔の魅力とその人の内面の印象との間には、密接なつながりがあるといわれていいます。英語では「ｂｅａｕｔｙ　ｉｓ　ｇｏｏｄ（美は良）」といわれているほどで、「容姿の良い人は内面も優れている」と感じてしまうほど、典型的なバイアスの例として名高いのです。たとえば、経歴やマニフェストを知らずに、人相の良い立候補者と人相の悪い立候補者がいた場合、多くの人が前者を支持するという行動は、典型的な「ｂｅａｕｔｙ　ｉｓ　ｇｏｏｄ」です。これを裏付ける実験が、ミネソタ大学のウォルスターらが行った「コンピューターダンス」（コンピューターデートとも）の実験です。

彼らは、ダンスパーティーに参加した初対面の新入大学生３７６人に対して、「コンピューターであなたに適切な人を選ぶ」と伝え、男女をランダムに組み合わせてダンスのためのペアを作り出しました。さまざまな身体的特徴を持つ男女が参加し、新入生たちはパーティーのチケットを買う際に性格検査などを含むアンケートに答え、自分が好きなタイプについても回答してもらいました。

そして、パーティー終了後に、ランダムでペアとなった相手への好意を確認したところ、男女ともアンケートで事前に回答したものとは関係なく、年齢、人種、性格、成績などの要素よりも身体的魅力が高い人に好意を感じていることが判明したのです。

結局のところ、シンプルにカッコいい人、キレイな人に好意を示したのです。「やっぱり外見かよ」などと、なんだか寂しい気持ちになりますが、それだけ容姿は大切と、実験結果は示しているのです。

ただし、容姿といっても清潔感や態度こそが重要でしょう。初対面におけるファーストインプレッションは、あなたの印象の9割を決めるといわれているほどですから、コンピューターダンスの実験を含め、〝見た目〟の力を侮ってはいけません。

テキサス大学のイックスらが行った実験も、とても興味深いです。彼は、初対面の男女のペアをつくった際に、その様子と相手への好意はどういった関係性があるのかを検証しました。まず6分間の会話をしてもらい、その様子をビデオで撮影する。その後に、男女それぞれがビデオを見ながら、そのときの相手の考えていることを読み取るという内容でした。

その結果、相手に対する好意が強い人ほど相手の心を読み取れたそうです。「好意を持つ相手だからこそ、相手に対する考察や思慮深さが増した」とイックスが言うように、好意を持っているからこそ熱心に耳を傾け、話ができるというわけです。

相手を好きになればなるほど、相手の気持ちも考えるようになる。〝恋は盲目〟と言いますが、意外やきちんと見えている。だからこそ、ときにケンカもしてしまうのでしょう。互いの考察や思慮深さがすれ違っているだけの可能性もあります。ケンカをしたときこそ、好意を思い返すことを忘れないように。

「褒めて伸ばす」をすればいいというものではない
コロンビア大学・ミューラーとドゥウェック

テレワークや外出自粛をする機会が増え、お子さんがいる家庭では、子どもたちと接する機会も増えているのではないでしょうか？

子どもと共有する時間が増える――ということは、褒めたり、叱ったりする機会も増えると思います。その際に留意してもらいたいのが、コロンビア大学のミューラーとドゥウェックの「能力を褒めることは子どものやる気をむしばむ」という研究結果です。

能力を称賛した生徒と、努力を称賛した生徒に、より難しいテストを行ったところ、前者は成績を落とし、後者は成績を伸ばしたといいます。

子どもが勉強やスポーツ、好奇心を満たそうと一生懸命頑張っているときは、結果を褒めるのではなく、プロセスを褒めるということがポイントです。

「テストで90点を取って○○くんはすごい！」「ホームランを打ったから今日はご褒美をあげる」ではなく、「毎日、本を一生懸命読んでいたし、少しの時間だったとしても勉強していたんだから○○くんはすごい！」「ご飯を食べた後も、頑張って素振りをしていたのはすごくカッコよかったよ」など、努力していた姿を褒めることに意味があるのです。

昔のマンガで見たような「○○ちゃんは、いつも好成績を取ってすごいザマスね！」というような褒め方は、変にプライドが高くなるだけで、一度失敗すると、その後、辛抱強くなくなったり、課題を楽しく感じなくなってしまうことが指摘されています。

また、カリフォルニア大学サンディエゴ校のツァオらの「褒められて育った子どもは困難に直面するとズルをする傾向が強い」という研究結果も興味深いでしょう。この実験は中国東部で行ったのですが、300人の子どもに数字カードを使って推理ゲームを行い、続けていく上で、頭の良さを褒めた子どもと、一切褒めない子どもに分けたそうです。

実験の途中、あえて研究者が席を外して、その動向を見守ると、褒めた子どもたちの方がカードの数字をのぞき見たりしていたという結果になったそうです。これは、褒められた経験から「また褒められたい」という気持ちが募り、手段を選ばなくなったのではないかと推測されています。

もちろん、環境によっては、必ずしもズルをする傾向が高くなるとは限らないでしょう。しかし、日本人は他国に比べると自尊心が低いことが明らかになっていることをご存じでしょうか?

日本青少年研究所が、日本、米国、中国などの中高生を対象に「自分はダメな人間だと思うか?」と聞いた調査では、「ダメだと思う」と答えた学生が、米国と中国は20%未満だったのに対し、日本はなんと約60%にも上っています。それほど日本人は自己評価が低い傾向にあるのです。だからこそ、プロセスを丁寧に褒めてあげることが肝要です。どうして褒められたのかが理解できると、子どもの自信につながるだけでなく、子どもたちが考えながらスキルを磨く〝種〟になるからです。

プロセスを褒める際に、子どもたちに「どうやったのか」「どんな工夫をしてみたのか」について聞くと、より効果的でしょう。子どもたち自身が、何を考えて、どう工夫して、どんな結果になったのかを整理する一助にもなる。端的に褒めるのではなく、丁寧に褒める。褒める方にも想像力が必要です。

他人の幸せを願うほど自分も幸せになれる
ヒューストン大学のラッドら

久々に会った友人から自慢話をされたり、飲み屋で横にいる人からマウンティングされたりすると、イヤな気持ちになってしまう人は多いと思います。

話題になった本のタイトル、『多分そいつ、今ごろパフェとか食ってるよ。』ではないですが、自分がイヤになるようなことを考えたところで、自慢話をしたその人は何も考えていません。何食わぬ顔をしてご飯を食べているわけですから、こちらが深く考えるのはやめた方が賢明でしょう。

むしろ、ひがみや恨みを募らせるよりも、自分のことを好意的に思っている人に対して幸せを願う気持ちを持つ方が大切です。米アイオワ州立大学のジェンタイルらの研究に、「他人の幸せを願うと自分も幸せになれる」というものがあります。496人の大学生を対象に、彼らに12分間にわたって大学構内を歩いてもらい、その際にすれ違う人に対して、心の中で〝あること〟を考えてくださいと伝えました。そのあることの内容を、次の4つのグループに分けました。
【グループ1】それらの人々が幸せになることを心底願う
【グループ2】同じ講義を受講したり、共有できる希望や感情について考える
【グループ3】それらの人々と比べて自分が恵まれているかを考える
【グループ4】それらの人々が身につけている衣服や装飾具に注目する（統制群）

このように4つの考え方を持つグループに分けて実験を行い、その上で散歩の前後に不安、幸福度、ストレス、共感性、他者とのつながりなどの要素をスコア化しました。

その結果、【グループ1】の他人の幸福を願うグループがもっとも幸福度が高く、不安が減少し、共感性や他者とのつながりにおいてもプラスの作用が働いたことがわかったそうです。さらに興味深いのは、もともとの性格の個人差が実験結果にほとんど影響をもたらさなかった点です。つまり、自己愛が強いナルシシストでも、協調性のある人でも、他人の幸せを願った人たちは等しく効果があったのです。

また、米ヒューストン大学のラッドらの研究によれば、利他的な行為の中でも、より身近かつ具体的な行為をする方が、自身の幸福度を高めることが判明しています。

たとえば、「社会貢献をしよう」といった抽象的な目標の行動より、「他人を笑顔にする」

や「リサイクルの量を増やす」などの、より具体的で実行に移しやすい行動を行った被験者の方が、幸福度が高いという結果が明らかになりました。「情けは人のためならず」には科学的根拠があったのです。

自分がイライラするようなことに対して考えるくらいなら、落ちているゴミを拾ったり席を譲ったりする方が極めて健康的。牙をむくよりも、愛を向けてみる。イヤな人のたわ言は真に受けず、「はいはい」と受け流すようにしてください。

また、人に対して優しくするといった「向社会的行動」には、共感性が大事だといわれています。長崎大学の南らの研究で、同大学教育学部に在籍する149名に、「共感性が高い人ほど向社会的行動を行うか」という検証を行っています。

20項目から構成された「向社会的行動尺度」を用意し、「したことがない」～「いつもする」の5つの回答に分け、得点が高いほど向社会的行動が高いとしました。同じく、25項目から構成された共感性尺度を用意し、「全く違うと思う」～「全くそうだと思う」の7つの回答に分けて、向社会的行動との関連性を探ったそうです。その結果、共感性の高い人ほど向社会的行動の高さとシンクロすることがわかりました。

「その人が幸せになってほしいと優しい気持ちを抱く」には、自分自身が優しさを持って人と接することがポイントです。その鍵となるのが共感性です。

誰かと話をしているときに、否定、マウント、押し付けといった類の言葉を返せば、どんなに明るい話題でさえも、会話は沈んでしまいます。「犬が好き」と話してくれたほぼ初対面の人に、冗談のつもりでも「猫の方がかわいい」と返せば、水を差すだけ。もし自分の意思を伝えるなら、「犬もかわいいですよね。でも……僕は猫の方が好きかも」という具合に、同調や理解という共感性が必要不可欠なのです。

情報を集めすぎると間違った判断をしてしまう

ラドバウド大学のダイクスターハウスら

人間はなにかとあれこれ考えすぎてしまうきらいがあります。ふらっと入ったお店でAランチを頼むか、Bランチを頼むか……そんなささいな選択ですら、人によっては難しく考えてしまいます。

迷った揚げ句、A定食を選び、配膳された実物を見て、「なにか思っていたのと違う。B定食にすればよかった」なんて思おうものなら、せっかくのご飯もおいしくなくなってしまいます。ブルース・リーではないですが、「考えるな、感じろ！」。直感によるチョイスも、ときには大事でしょう。

ラドバウド大学のダイクスターハウスらは、「考えすぎない無意識の判断を軽視することはできない」という実験結果を明らかにしています。実験では、被験者に4つのタイプの異なる中古車について説明を行ったのですが、うち1台だけは明らかにお買い得だとわかる車を交ぜました。その際、片方のグループには考える時間をたっぷり与え、もう片方のグループにはパズルをさせて、考える時間をあまり与えないようにしました。

まず、4つの説明を与えて選んでもらったところ、どちらのグループもお買い得の車を選ぶ割合に差はありませんでした。

一方で、燃費やトランクのサイズなど細かい部分も含めて複雑な12項目の説明をした後、選んでくださいと指示をすると、お買い得の中古車を選んだ人は25％以下に減ってしまいました。つまり、4台の中から当てずっぽうに選ぶのと変わらない確率だったのです。

ところが、パズルをやらされ、考える時間を奪われたグループは、情報が増えても60％の人がお買い得車を選べたのです。あれこれと考えさせる時間を奪い、あえて関係のないパズルをさせたことで、彼らは不要な情報を捨てて、重要な情報にだけ集中して選択できたとダイクスターハウスらは分析しています。

賢い判断をするためにたくさん情報を集めても、逆に考えすぎてドツボにハマり、判断を誤ってしまう。考えすぎてしまうから、〝情報の沼〟に足を取られる。ですから、自分の直感（や直観）を信じることも大切なのです。

そもそも、人間は選択肢が増えすぎると動けない――と言われています。コロンビア大学のシーナ・アイエンガーは、『選択の科学』という本の中でこんな事例を紹介しています。

スーパーでジャムを販売する際、試食の数を6種類と24種類とで分けたら、売り上げはどう変わるのか？　この実験は、スタンフォード大学のマーク・レッパーと共同で行いました。なんとなく試食の数が多い方が売れるような気がしますが、結果は24種類の試食よりも6種類の試食のときの方が売り上げは良かったといいます。

こうした傾向を、アイエンガーは「決定回避の法則」と「現状維持の法則」と名付けています。「決定回避の法則」は、選択肢が多すぎるとかえって選べなくなること。「現状維持の法則」は、その結果、いつものなじみのあるものを選んでしまうこと。

電力が自由化したとき、いろいろな電力プランが増えましたが、結局のところ何がお得で何が変わるのかわからなくなり、多くの人が現在使用している電力プランのままという状態が生じました。

あるいは、中華料理店で目を丸くするほど多くのメニューがあり、趣向を凝らしたスペシャル料理もたくさんあるにもかかわらず、無難な「エビチリ」や「酢豚」を頼んでしまうという人は少なくないのではないでしょうか？

こうした心理傾向こそ、まさに「決定回避の法則」と「現状維持の法則」といえます。選択肢が多すぎることで、「動かない」という選択をしてしまうというわけです。これは情報においても同じです。情報過多になると人は情報の波にのまれ、まともな思考ができなくなってしまいます。

分厚い説明書を見せられ、「結構です。それでいいです」などと、相手の意のままに同意してしまうなんてことがありませんか？　意図的に情報過多にすることで、相手が適当な判断をするのを待つ……こういった接客が少なくないのは、選択肢が多かったり、情報が多いことで思考停止に陥る人間のロジックを応用しているからなのです。

周りから、ああだこうだと言われると、「ああ！　うるさい！」とまともな判断を選択しづらくなってしまうのは、オーバーヒートを起こしているから。また、やることが多すぎると、〝やる気〟も起こりづらくなるのも似ているでしょう。部屋の片付けができないのは、やるべきことが多すぎて「決定回避の法則」と「現状維持の法則」をしてしまうからです。ときには、直感（や直観）を信じて行動することも大切なのです。

「好き・嫌い」とやる気は無関係
デューク大学のダン・アリエリー

「ダイエットに取り組むんだったら、定期的にジムに行ったりしたらいいんじゃない？」

「ジムかぁ。でも、月々の会費がもったいないから、もっとコスパ良くやせたいんだよね」

「だったら、ジョギングとかいいんじゃない？　お金もかからないし、場所も選ばないし」

「う〜ん、走るのはちょっと苦手でさぁ。あんまりモチベーションが上がらないなぁ」

まるでお笑い芸人のブラックマヨネーズさんのやりとりのようですが、自分のこだわり、趣味嗜好が邪魔して、好き・嫌いが芽生えない方もいるのではないでしょうか？

自分の嗜好と合致しないがゆえに、モチベーションが上がらず、トライしてみる気になれない——。そう考えて（言い訳して）しまう人は少なくないと思うのですが、好き・嫌いというのは、所詮、自分がつくり出したバイアスに過ぎません。実際、好き・嫌いとモチベーションはあまり関係ないといわれています。

デューク大学の行動経済学者のダン・アリエリーは、モチベーションのある仕事に対して、あえて意図的にやる気を失わせる実験を行っています。

「シジフォス実験」と銘打ったこの実験では、レゴが大好きな被験者を対象に行われました。内容は、レゴを組み立ててモノを作るように指示し、完成したら被験者の目の前で成果物を解体する。それを何度も繰り返し、どのタイミングで被験者がやる気を失うかを調べたというのです。まるで賽《さい》の河原のような光景です。

結果、やる気を失わせるには回数ではなく、シンプルにその人の仕事を無視し、徒労感を与えればいいということでした。半面、やる気を出させるには、その人の仕事を認め、ねぎらいの言葉をかけてあげればいいということでした。

たとえ自分が大好きでこだわりがある仕事だったとしても、相手にされなく、徒労感を感じてしまえば、人はやる気を失ってしまいます。反対に、さほど興味がなく、モチベーションが上がらなくても、やってみた結果を人から褒められれば、やる気は思いのほかすくすくと育つ……。何とも人間は現金な生き物なのです。

先の会話でいえば、ジョギングが苦手な人も、第三者から「最近、やせた？」とか「顔色がよくて健康的だね」などと言われれば、その気になってしまうのです。手応えをどうやってつくり出すかが大事であって、好きか嫌いかはさほど重要なことではないということ。

ですから、好きか嫌いかはひとまず置いておいて、〝なんでも一生懸命やってみる！〟が大事です。一生懸命やるからこそ誰かが褒めてくれて、〝やる気〟につながります。そうすると自然と楽しめるようになってくるから、人間は都合がいいと同時に、不思議な生き物です。

好き嫌いという軸で考えると、もしかしたらものすごく自分と相性のいいもの、新しい出会いになったかもしれないことを見逃してしまう可能性だってあります。繰り返しますが、「こだわり・好き嫌い・苦手意識」というのは自分にバイアスがかかっているだけです。

また、コーネル大学の心理学者のクルト・レヴィンが提唱した「場の理論」というものがあります。人間の行動は、その人とその人がおかれている環境の相互作用によって決まるというものです。20世紀の心理学に大きな影響を与えた理論でもあります。

たとえば、ダイエットをいくら頑張ろうと思っていても、ついつい食べすぎちゃう人っていますよね。そういう人は、たとえば、お皿を小さいものにするだけで食欲を抑えることができます。

「お皿」という環境を変えてみるわけです。コーネル大学のワンシンクとフローニンゲン大学のファン・イタラサムの実験では、12インチ（約30㎝）のお皿を10インチ（約25㎝）のものに替えただけで、22％も食べる量が減ったそうです。

このように環境を変えてみることで、結果的にやる気は動き出すのです。新しい価値基準を作る、あるいは環境を変えてみる。すると、脳はそこに向かって伝達物質を送り続けてくれます。好き・嫌いではない物差しで考えることが、新しい自分を発見するきっかけになるのです。

口汚い言葉を使う人ほど正直で誠実
マーストリヒト大学のフェルドマンら

ようやく仕事で一息ついて、お昼ご飯を食べに行ける。ところが、入った飲食店のスタッフの手際が悪く、なかなか料理が出てこない。ゆっくり時間を過ごしてストレスを緩和させるつもりが、かえって台無しになってストレスが溜まってしまう。そして、思わず口汚い言葉を並べてしまう。

頭では言わない方がいいとわかっている言葉でさえも、人間は時として放言してしまいます。悪態をついたところで、何かが解決するわけではない、そしてまた自己嫌悪に陥るだけなのに、気持ちを爆発させてしまう――。日頃から悪態をついたり、暴言を吐く癖のある人からすれば「は～、また余計な一言を口にしてしまった」と頭を抱えているかもしれません。

しかし、興味深い調査があります。マーストリヒト大学のフェルドマンらが、Facebook などを介してアメリカ全土で行った大規模な調査の結果、「野卑で粗暴な単語を使う人ほど、実は正直で誠実な傾向がある」ことがわかったというのです。

実験は、50回以上のFacebook上の更新情報を持ち、30人を超える友人がいる7万人超の参加者を対象に行いました。

すでに開発されている誠実さや正直さの検出方法をもとに、参加者のFacebook上の発言を分析し、罵詈雑言《ばりぞうごん》や口汚い言葉、誠実な言葉といった使用状況を調査しました。そして、参加者の暴言率とステータス更新における正直さの関係を調べたそうです。

また、ウェブを介して行った276人を対象にした調査では被験者に、よく使う罵《ののし》り言葉と好きな罵り言葉のリストを挙げてもらい、「対面時」「(誰もいない状況での)独り言」「文章において」などシチュエーション別に使用頻度を尋ねました。その上で、既存の研究をもとにした誠実度を測るテストを行ったといいます。

これらの調査の結果、より多くの汚い言葉を使っている人たちが、実生活では正直であると示されたのです。口は汚いかもしれません。しかし、思ったことをそのまま言うからこそ誠実でもある。そう考えると、過度に自己嫌悪に陥る必要などないのです。

ただし、東フィンランド大学のネウヴォネンらの研究によれば、「普段から他人を貶《おと》めたり、批判するような言葉を発したりすると、認知症のリスクが3倍も高くなる」ことが示唆されています。これは高齢者を対象にした実験ですが、若い時分から罵り言葉が当たり前になると癖になり、リスクは高まります。

冷笑はよくないですが、誠実さに裏付けされているキツい言葉は、一概に〝暴言〟とは言い切れない。もし、あなたが我慢できずに粗暴な単語を発しても、過度に自己嫌悪に陥らないようにしてください。それはときに誠実の裏返しでもあると考えましょう。

人の印象を決める要素は言語情報以外が9割

アメリカの心理学者・アルバート・メラビアン

これまで古今東西でさまざまな言語にまつわる研究が行われています。その中に、アメリカの心理学者アルバート・メラビアンによる「メラビアンの法則」という学説があります。

メラビアンは、さまざまな方法でコミュニケーションに関する研究を行っているのですが、その結果、人の印象を決める要素は、「言語情報以外が約9割」と提唱しています。

どういうことでしょう?

そもそも、文字で表せるような言葉そのものの情報を「言語情報」と呼び、それ以外の視覚情報や聴覚情報などのことを「非言語情報」と呼びます。言語情報のみで伝わる情報はわずか7%で、残りは表情、イントネーション、身振り手振りなどさまざまな言語情報以外の情報(93%)で伝えられると言われています。ただし、メラビアンが言っているのは、「視覚情報」「聴覚情報」「言語情報」からの印象のどれかが一致しない場合には、視覚情報>聴覚情報>言語情報の順に優先されるということです。

たとえば、タレントの竹中直人さんの「笑いながら怒る人」ではないですが、低い声で「ふざけんな」とすごんでいるのに、笑顔でニコニコしていると、私たちは言語以外の情報、すなわち「笑顔」の情報に引きずられてしまうということ。こういった法則があるからこそ、「笑いながら怒る人」を見ると、私たちはこの人は怒っていない(だから私たちは「笑い(芸)」として捉える)と判断するわけです。

このように言語というのは、さまざまな角度から研究されているのですが、興味深いことに「赤ちゃん言葉」にまつわる研究も行われています。

赤ちゃん言葉と聞くと、多くの人が一般的な言葉の習得を妨げる言語と捉えるかもしれません。早い段階から普通の言葉を話せるように、幼児にトレーニングする人も少なくないと思うのですが、エディンバラ大学のオータらの研究では、「赤ちゃん言葉は、赤ちゃんのボキャブラリーを増やし、記憶を高めるだけでなく、言葉の学習速度を速める」という結果が明らかになっています。

この実験は、英語を学んでいる生後9カ月の男の子24名、女の子23名の幼児が発した言葉のサンプルを録音し、9カ月、15カ月、21カ月の時点の言語発達力を調べました。

その結果、赤ちゃんはｄｏｇｇｙ、ｍｕｍｍｙなどのように、語尾がＹで終わる言葉、そしてｎｉｇｈｔ-ｎｉｇｈｔ、ｂｙｅ-ｂｙｅといった繰り返し言葉も赤ちゃんの理解力を向上させたそうです。

その一方で、私たち大人も使うようなｂａｎｇ、ｍｏｏなどのオノマトペ（擬音語・擬態語）については、上記のような効果はなかったといいます。

日本語の赤ちゃん言葉として、「あんよ」「おてて」「ねんね」などがありますが、これらの言葉は英語におけるYで終わる言葉同様に柔らかく、同じ言葉を繰り返す傾向にあります。そのため脳の発達が未熟な赤ちゃんにとって理解しやすいのではないかと推測されています。

赤ちゃん言葉が言語発達に役立っているかどうかという問題は、何年も前から議論されてきました。日本でも研究が行われ、「赤ちゃん言葉が乳児の発達を妨げる」という今回と真逆の結果もあります。そのため、オータらは、「長期的に見れば、害の方が大きい」とも付言しています。また、赤ちゃん言葉を使う際は、歌のようにゆっくり話すのではなく、普通に子どもに話しかける方がいいとも。

少なくともいえることは、早い段階から強制するように言葉を覚えさせるのではなく、赤ちゃん言葉が持つ響きの柔らかさが、赤ちゃんの理解力を向上させるということです。学習能力が向上したら、幼児に一般的な言葉を覚えさせること。赤ちゃんも自分自身で学んでいるのです。

鍵アカにしても悪口はバレる
バーモント大学のバグローとアデレイド大学のミッチェル

いまや私たちの生活の一部となった感もあるSNSなどのソーシャルメディア。実は、長い時間利用する人ほど精神的に不健康な傾向があることがわかっています。

ユニバーシティ・カレッジ・ロンドンのケリーらの研究による若者1万人以上（平均14・3才）を対象に行った調査では、ソーシャルメディアの利用時間が長い人ほどうつになる傾向が見られ、特に男性よりも女性の方がその傾向は強かったといいます。

また、ネガティブな気持ちから回復するためにつぶやく際も、他人の悪口を言ったり、批判ばかりをするのはあまり好ましくないという研究結果もあります。先述した（85ページ）東フィンランド大学のネウヴォネンらが行った、622人を対象にした認知症の分析、および1146人を対象にした寿命の長さの分析は、非常に示唆に富んでいます。

高齢になると、他者に対して不信感を抱く傾向がある人ほど、認知症のリスクが約3倍も高いということがわかったというのです。何かと斜に構え、ネガティブなことばかり考えていると、心がすり減り、体に悪い影響を与えかねないというわけです。

ツイッターをはじめＳＮＳで、気持ちを吐露することは決して悪いことではありません。ですが、利用するたびにネガティブな言葉ばかりを繰り返していれば、結果的にそれはあなた自身の精神を削っていきかねないということ。

こうした指摘をすると、「だったら誰にも見れないように鍵アカウントにすればいい」と考える方もいるかもしれませんが、バーモント大学のバグローとアデレイド大学のミッチェルは、「その人のツイートを見なくても、つながっている人たち、そしてその人たちの活動を見れば、その人物像が、95％の精度で予想がつく」と実証しています。

実験は、Twitterの利用者９２７人を対象としました。条件は、英語で文章を書いていること、少なくとも1年以上は利用していること、フォローしている人・フォローされている人が一定数いるなどです。

これらの利用者のテキストを調査し、各ユーザーのもっとも頻繁にTwitterで接触する15人を選び、その15人のユーザーのテキストも収集しデータを集めたのです。そして、選ばれた９２７人の傾向が、その人たちがつながっている人々（それぞれの利用者の15人）の情報でどの程度の精度で予測することができるかを調べたのです。

その結果、8〜9人という少ないつながりがあれば、当事者である利用者がどんなことをつぶやきそうか95％予測可能であるとわかったそうです。この研究の結果、仮に当事者が鍵アカウントにして、親しい人しか見られない状況であっても、つながっているユーザーの情報を駆使すれば、その人がどんなことをテキスト化しているかプロファイリングすることができると示されたわけです。つまり、鍵アカウントにしてもつながりを求める以上、どこかからパーソナルな部分は漏洩《ろうえい》してしまうということ。悪口などをつぶやいていることは察しがついてしまうため安心とは限らないのです。鍵アカウントにして誰ともつながらない——という手段もあるでしょうが、果たしてそれはデジタル空間とはいえ「ソーシャル」といえるのでしょうか。

誹謗中傷が問題化しているように、鍵アカウントだから悪口を言っていいというわけではありません。ましてや、誰かとつながっている以上、いつどこでのぞかれているかわかりません。SNSを利用するときは、あまりネガティブになりすぎないように。また、たとえ偽名や匿名で投稿していても、法言語学的な分析をすれば、その文章の書き方が筆跡鑑定よりはるかに高い精度で書き手の同定が可能だということも付け加えておきます。

運動前の長時間のストレッチはマイナス

欧州スポーツ医学会

座りっぱなしなど、体を動かさない状態はさまざまな病気の罹患《りかん》リスクを高めます。アメリカでは、「Ｓｉｔｔｉｎｇ　Ｋｉｌｌｓ　Ｙｏｕ」と報道されるほどですから、適度に体を動かすことはとても大事です。

スポーツに加え、散歩やジョギングなども気分のリフレッシュにつながりますから、生活の中に運動を取り入れることは有効。しかし、自分のキャパシティーを越えるような運動や、久しぶりに体を動かすといった状況においては、無理は禁物です。中には、入念にアキレス腱を伸ばすなどすれば問題ないと考える方もいるかもしれません。

しかし、コペンハーゲン大学のマグナッソンとカロリンスカ研究所のレンストロムは、「運動前のストレッチングは、筋力やジャンプなどのパフォーマンスを改善するエビデンスに乏しい」と発表しています。彼らは、それ以前に研究されていた「ストレッチングとパフォーマンスに関するデータ」に関する、実に20を超える論文をもとに分析した結果だと言い、さらには「ストレッチはパフォーマンスを低下させる可能性がある」とさえ付言しているほどです。

習慣的なストレッチングであれば、パフォーマンスを改善させる可能性はあるが、付け焼き刃のストレッチングには効果はない――。久しぶりに体を動かすからこそ「ストレッチは丁寧に」とばかりに、ほぐす方が多いでしょうが、実は効果がないどころか、パフォーマンスを下げる可能性すらあるとは驚きです。

ストレッチのやりすぎは、普段運動をしていない人にとっては、逆に筋力を低下させてしまうそうで、ブラジルのエスタシオ大学のルビニらの研究でも、運動前のストレッチングは「筋力を低下させる」としています。ただし、ルビニらの研究は興味深い点を指摘しています。それはストレッチングの長さについてです。

実は、研究の多くが、長い時間をかけたストレッチがパフォーマンスを低下させる理由につながっているのではないかと指摘しています。

そこで、カナダのニューファンドランドメモリアル大学・ベムが、パフォーマンス、筋収縮のタイプ、ストレッチングの方法（時間や強度）、対象者の特性（トレーニング歴）など詳細に調査をしたところ、次のようなことがわかったといいます。

「90秒を超えるとパフォーマンスを低下させ、30秒以内であればパフォーマンスを維持できる」「トレーニング歴の長い人は影響が少なく、トレーニング初心者にこそ影響しやすい」などなど。つまり、初心者は30秒以下の適度なストレッチで十分。ストレッチも、「過ぎたるはなお及ばざるがごとし」なのです。

また、体を動かす際は、セルフコントロールを向上させる意味で、自分に言い聞かせるように独り言をつぶやくことが効果的です。自分に対してより認識させるためには、自分の行動を言語化するといいでしょう。

もう一つ。皆さんは、ストレス発散にはサンドバッグを殴るなどのアクションが良いと思っていないでしょうか?

実は、これも思い込みであることを科学は示唆しています。

ドイツ体育大学ケルンのペルスとクライナートは、「18歳から34歳までの被験者に、卓球をプレイしてもらい、アンフェアかつひどい扱いを受けさせ、怒りの感情を湧き起こさせた状態で、その後に何をすればもっとも怒りが収まりやすいか」を検証する実験を行っています。

実験では、次の6つの運動をさせ、運動の前後で怒りの度合いの変化を測定しました。

① ほかの人と一緒にボート漕ぎをする

② 1人でサンドバッグ叩きをする
③ 相手からの反撃ありのパンチミット叩きをする
④ キャッチボールのように相手とボールをやりとりする
⑤ 1人でボート漕ぎをする
⑥ みんなでボート漕ぎ競争をする

その結果、⑤の「1人でボート漕ぎをする」がもっとも怒りを鎮める効果があったといい、それ以外のすべての運動は怒りを鎮めることができなかったそうです。相手がいる運動は、相手の行動に合わせたり、競争意識が芽生えたりすることで、心が落ち着きづらく、1人でできるサンドバックを叩く運動は、アドレナリンが出てしまい逆効果になりかねないというわけです。

もちろん、ボートが近くにあるケースなど現実的ではありませんから、スポーツジムに行ってボート漕ぎの運動をする機械を使ってやってもいいですし、自宅でやる場合はボートを漕いでいる真似をする〝エアボート漕ぎ〟でもいいでしょう。

1人で黙々とボートを漕ぐといったシンプルな運動は単純な作業ですから、脳のリソースがそちらに集中することで怒りなどの感情を落ち着かせるには効果的といえます。怒りに身を任せてストレス発散をしてはいけないのです。

人にアドバイスすると自分のモチベーションも上がる
ペンシルベニア大学のエスクレイス＝ウインクラーら

応援という言葉を聞いたとき、皆さんはどんな応援をイメージするでしょうか？　松岡修造さんのような熱いエールもあれば、縁の下の力持ちとなって黙々とサポートするような応援もあると思います。

ペンシルベニア大学のエスクレイス＝ウインクラーらの研究に、「アドバイスを与えたり、励ましたりすることで、アドバイザー本人のやる気や成績が向上する」という興味深い報告があります。「キミならできる！」「私がついているから大丈夫」といったサポートには、サポートをしている本人に驚きの効果があるというのです。

なぜ松岡修造さんが常に向上心の塊なのか、その理由がこの研究からわかるかもしれません。

研究は、いろいろな公立高校の生徒約2000人を対象に行いました。

自分より若い生徒、すなわち後輩に対して、8分間の学習場所や学習戦略についてアドバイスを行ったグループと、そうではないグループに分け、さらに前者には後輩へやる気を促進するような手紙を書いてもらいました。

その上で、学期末テストの成果を比較したところ、少しではあるもののアドバイスを送った生徒たちの学力が伸びている傾向が見られたそうです。

人間には、他者から期待されることによって学習や作業などの成果が向上する、「ピグマリオン効果」という心理的行動が備わっています。

「自分は期待されているんだ、できる人間なんだ」という思い込みの力が発動し、無意識のうちに頑張れるといわれています。ところが、この実験によれば、期待した側も向上するということを証明しているのです。

研究チームは、矛盾する認知を同時に抱えると生じる〝認知的不協和〟がポイントなのではないかと見解を述べています。

認知的不協和とは、人間が矛盾する認知を同時に抱えたときに覚える不快感（あるいは、正当化して自分の心を守ろうとすること）を表す心理学用語です。

たとえば「禁煙をする」と決めたにもかかわらず、成果が出ないとき、「やっぱり急にやめるのもよくない」などと、自らを納得させたりすることです。一貫性を保つために、「私は○

○だから仕方ない」「誰かが△△と言っていたから」など、自分を正当化する言い訳をしてしまうのは、認知的不協和を解消したいからです。
つまり、後輩を励ました手前、自分も結果を出さなければ格好がつかない——。そういった認知的不協和に悩まされ、期待した側もいつもよりも頑張って向上したのではないかと研究チームは推測しています。

この実験の面白いところは、励ますときに具体的に教える方が、より効果があったという点です。

人に伝えている一方で、実は自分の中で確認も行っていて、自分に言い聞かせている……。そういったアドバイスや励ましを行った先輩に、成績向上が見られたそうです。

会社で先輩が部下に、「あきらめるな！　○○をすれば大丈夫！」と励ます背景には、自分自身に対して「○○が大事」と言い聞かせている側面もあるというわけです。

「人の弱点を見つける天才よりも、人を褒める天才がいい」とは松岡修造さんの言葉ですが、真剣に、情熱を持ってアドバイスをする。なぜ松岡さんが人気者なのか納得でしょう。

先の実験では、自信とモチベーションに関しては、アドバイスを受けた側よりも、アドバイスをした側の方が伸びていたことがわかりました。励まし甲斐のある、と言ったら変な言い方かもしれませんが、お互いにアドバイスを送り続けられるような関係をたくさん築けると、人生は豊かになるといえそうです。良い先輩になりたければ良い後輩を育てる。そのためには、人を貶めるより励ますことを意識してみてください。

第2章

こうする「だけ」で瞬時に問題解決できる方法

背筋を伸ばすだけでやる気ホルモンが出る

カルガリー大学のリスカインドとテキサスA&M大学のゴティ

家の中で簡単にできるストレス減退法があります。その方法は、いたってシンプル。「背筋をピンと伸ばす」だけです。

カルガリー大学のリスカインドとテキサスA&M大学のゴティの研究では、背筋を曲げた場合、無力感やストレスを感じがちになる傾向が観察されました。それを裏付けるように、うつ病患者の大半が背筋が丸まっているという結果もあるほどです。

「鶏が先か、卵が先か」ではありませんが、下を向いて歩いたりスマホを見ながら歩いたりすると、やる気やストレスに悪い影響を与えかねないのです。

背筋を伸ばす効果は、ストレス減退だけではありません。なんと、やる気も左右するというのです。

ハーバード大学のカーニーらが行った研究では、被験者を

① 堂々とした姿勢

②　縮こまった姿勢

という2つのグループに分け、それぞれの群にギャンブルをしてもらいました。その結果、①の方がよりリスクの高い賭けに好んで臨んだのです。

さらに2つの群の被験者の唾液を調べたところ、①のグループは、決断力、積極性、攻撃性、負けず嫌いなどに関係するホルモン「テストステロン」の増加が、②のグループより顕著だったといいます。

姿勢を正す、背筋を伸ばす——。それだけで、チャレンジ精神がかき立てられ、戦う気持ちが生まれてくるのです。また、①のグループはストレスホルモンである「コルチゾール」が低下していることもわかりました。

私は講義中、学生たちに「1分ほど背筋を伸ばして」と言うことがあります。すると眠たそうだった学生も、その後は集中して話に耳を傾けてくれます。ほんの少しのことをするだけで、ストレスを減らせたり、心を元気にするアプローチが、実は生活シーンの中にたくさんあります。

また、億劫に感じるかもしれませんが、運動をするに越したことはありません。運動をすると心拍数が上がりますから、酸素の乗った血液が脳にドンドンと送り込まれ、脳は活発に働いてくれます。

運動をするためにはどうしたらいいか？

私がおすすめしたいのが、ジムに通うことです。実は、ジムに行くことはたくさんの驚きの効果をもたらします。マッコーリー大学のオートンとチェンは、運動不足の男女24人に2カ月間、特に何もせずに生活を送ってもらい、そのあと、2カ月間ジムに通ってもらいました。すると、運動後は驚くほど多面的な改善がみられたのです。その効果は以下です。

①ストレスが減る
②タバコやアルコールやカフェインの摂取量が減る
③感情のコントロールができるようになる
④家事に従事することが増える
⑤健康的な食生活になる
⑥無駄遣いが減る
⑦義務や約束を守るようになる
⑧学習習慣に改善が見られる

特に⑦や⑧は、やらなければいけないことをちゃんと実行できるようになるということですから、ダラダラとしてしまう人にとっては朗報でしょう。もちろん、運動自体が脳の回転を速くさせ、生活全般に活力をもたらすこともわかりました。

ジムに行くことで、一日の時間の使い方も変わるわけですから、さまざまな面で好影響が出るということ。日常的に背筋をピンと伸ばし、習慣としてジムを取り入れる。これだけで生活ががらりと変わるのです。

おでこをトントンするだけで食欲を抑えられる

ニューヨーク市聖路加病院のウェイルら

なんてことはないアクションに思えますが、「おでこをトントントンとタッピングするだけで湧いてきた食欲が解消できる」という面白い研究が存在します。

ニューヨーク市聖路加病院のウェイルらが行った実験で、肥満傾向の被験者の好きな食べ物への欲求を減らす方法として、以下の4つのアクションを比較して実験しました。

【アクション1】指で自分のおでこを30秒タッピング×4回

【アクション2】指で耳を30秒タッピング×4回
【アクション3】つま先で床を30秒トントンと叩く×4回
【アクション4】空白の壁を30秒見つめる×4回

その結果、どのアクションも回数を重ねるごとに一定の食欲抑制効果が出ました。さらに【アクション1】のおでこをタッピングしたケースがもっとも高い効果があり、食欲が半分から3分の1程度まで減退することもわかったそうです。

こういったタッピングは、おでこ以外にも、眉毛、目尻、目の下、顎、鎖骨などに行うEFT（感情解放法）と呼ばれるストレス解消法として知られ、その効果についていま議論されているところです。

ベングリオン大学のクロンドが2016年に行った、EFTに関する過去の研究を総合的に検討した「メタ分析」（複数の研究結果を統合し分析すること）では、EFTは不安解消に効果があると結論づけています。

そもそもタッピングは、食欲のみならず、衝動的な欲求を抑えるのに効果的であると言われています。たとえば、スマホを見続けたり、ダラダラして次の行動に移せなくなったりした際にも有効な抑制アクションです。

というのも、こうした欲求は同じ脳のメカニズムに基づいているからです。さまざまな衝動的欲求は脳のより深いところ、つまり原始的な脳の部位から起こってきます。おでこのタッピングは、頭というより人間にとって大切な部分、急所に刺激を与えるため、タッピングをすることで、注意をそちらに向け、衝動的欲求をそらし、別のアクションに集中することができやすくなるのです。つまり、別の脳の部位が働き出すので、欲求をつかさどる脳の部位の活動を抑えることができるというわけです。

余談ですが、ダイエットをしたいがために空腹を我慢することは良いこととはいえません。そもそも空腹になると、心の安定と深く関係する物質セロトニン（通称・幸せホルモン）が減少し、イライラすることがイタリア学術会議のパサモンティらの研究で明らかにされています。また、セロトニンが不足すると、うつ病や不眠症などの精神疾患に陥りやすいといわれています。

ポイントになるのが、人がストレスや不安を感じる脳の一部〝扁桃体〟の存在です。この扁桃体がマイナス信号を感じると、発汗やふるえ、イライラなどを引き起こすようになっています。そして、扁桃体はマイナスのものだけでなく、自分にとってプラスになる刺激も感じます。空腹時はセロトニンが減少しているため、扁桃体はマイナス信号を感じてイライラを募らせている——。ならば、自分のテンションが上がるようなこと、たとえば大好きな映画を見たり、好きな歌手の音楽を聴いたりすれば、扁桃体が幸せを感じてセロトニンが増えていくようになります。結果、イライラを軽減できる可能性も高くなる。タッピングに加え、自分の好きなことをする機会を増やすことも、気持ちを落ち着かせるコントロール術なのです。

効果的な昼寝をするだけで効率が上がる

NASAのローズカインドら

春眠暁《しゅんみんあかつき》を覚えず——という言葉があるように、古来から人間と眠りは切っても切り離せない関係でしょう。仕事中の眠気ほど厄介なものはないと思いますが、心地よい日差しを浴びているとついウトウトしてしまいます。

どうしても眠気に襲われたとき、皆さんはどうされているでしょうか？　栄養ドリンクを飲んで気合を入れる人もいれば、自らを鼓舞して何とか意識を保とうとする人もいるでしょう。さまざまな眠気対策があると思うのですが、実は「思い切って昼寝をする」ことが、とても有効であると、科学は実証しています。

「26分の仮眠で、パフォーマンスが睡眠前よりも34％向上する」というNASA（米航空宇宙局）の研究があります。いわゆる〝睡魔〟とは、記憶、思考などをつかさどる脳の「大脳皮質」が疲弊することで生じるため、いかにして大脳皮質を瞬間的に回復させるかがポイントになります。

そこで、NASAのローズカインドらは、飛行機のパイロットたちにコックピットで仮眠をとらせる実験を行いました。すると、彼らの能力は睡眠前に比べ、平均26分の睡眠をとったときにパフォーマンスがもっとも向上するという結果が出たのです。向上率は、実に34％。30分足らずの仮眠でこれだけの数値を叩き出したのだから驚きです。

着目すべきは昼寝は昼寝でも〝短期的な昼寝〟であった点です。この実験では、30分以上寝ると生産性が落ちることも実証されています。寝た分だけ回復するというわけではないから興味深いです。

たとえば、1時間の昼休みがあるなら、30分は食事の時間に充て、30分弱の仮眠をとってみる。それによって午後からの仕事に支障をきたす可能性は低くなり、さらには仕事の向上が見込めるのです。

また、目を閉じるだけで脳はリラックス効果のあるアルファ波が出るため、「疲れたな」と思ったら5分ほど目を閉じるだけでも効果はあります。〝寝ないで頑張る〟という精神論に美徳を感じる方もいるかもしれませんが、積極的に昼寝を取り入れていった方が心身にとって効果的。

カリフォルニア大学バークレー校のサレティンらの研究によると、同じレベルの学力を持つ被験者たちに記憶力テストを行ったところ、「寝ないグループ」より「昼寝グループ」の方が成績が良かったという結果も出ているほどです。〝覚醒させるための昼寝〟を取り入れる方が、仕事を積極的にはかどらせるためには大事なのです。

また、昼寝は健康面においても重要性が説かれていて、ギリシャのアテネ大学のアスカらの調査では、成人を対象に30分間の昼寝を週に3回以上とっている人は、心臓病死のリスクが約37%低下することも明らかになったそうです。この数字を聞いて、目が覚めた人も多いのではないでしょうか?

昼寝と聞くと、日本人は良いイメージを持たない人が多いですが、スペインではシエスタといって習慣になっているほどです。冴えさせるためにあえて寝ることが大切なのです。

ちなみに、昼寝の直前にカフェインを摂取すると、カフェインの効果は摂取後30分くらいしてから現れるので、ちょうど起きた頃にカフェインが効き出してスッキリと目覚めて活動ができるそうです。ぜひお試しください。

手を温水につけるだけで「やる気」が出る

北海道大学の矢野ら

陰鬱《いんうつ》とした気持ちになったり、ストレスを発散したくなったりすると、どこか遠くにでも出かけて、温泉につかってのんびりしたくなるものです。

しかし、そんな時間もお金もなければ、ガス抜きすらままならず、一層ストレスは溜まっていくばかりでしょう。だからこそ、日頃から適度にストレスを解消させ、気持ちをリラックスさせることが、とても重要だと思われます。

誰でも簡単に、かつ場所を選ばないストレス軽減方法として、ぜひ覚えておいてほしいのが「手浴」です。北海道大学の矢野らが、脳血管障害の患者を対象にした研究によると、38度の温水に10～15分ほど手首をつけて手を温めると、患者の痛みが緩和されたり、爽快感が増加したり、ポジティブな言葉を発するようになったり、病気の回復に対する「やる気」が向上したと報告されています。

人間の体では、指、手のひら、前腕に、温かさを感じる「温点」がもっとも集中しています。また、手の血管には、交感神経支配が集中しています。寒いときにストーブやたき火に手をかざすと、体も心もぽかぽかになるのは、手を温めるとこれらの神経に作用し、さまざまな効果を生むからなのです。

手浴は医療現場から生まれたもので、お風呂に入れない患者さんにも、お風呂につかることと同様の効果や感覚を覚えてもらうために実践されています。ストレスはもちろん、疲れや焦燥感を感じたときは、手浴でリラックスするようにしてみてください。

もちろん、近くに温泉がある人は、温泉での気持ちのリセットも効果的です。札幌市立高等専門学校の渡部が北海道大学の研究者らと行った実験では、8人の女性に10分間入浴してもらい（入浴前後30分間の安静も取ってもらった）、脳波、心拍数、体温、皮膚温、質問紙を用いてその効果を測定しました。

その結果、脳波解析においては「悲しみ」が低下し、「気分の良さ」や「リラックス感」が増加。また、普段よりよく眠れ、翌日にやる気や集中力が上がるという傾向も見られました。

また、シャワーや入浴の際、40℃以下のお湯だと副交感神経が優位になるリラックス効果があり、41℃以上のお湯だと交感神経が刺激されて目を覚ます効果があるという実験結果もあります。交感神経が働くと緊張や興奮を伴うアクティブなモードになり、対して副交感神経が働くと心拍数が下がり、リラックスモードになるため、これらを上手に刺激することが重要です。

十分な休息は、とても大事。そして、日頃からリラックスできる生活習慣を持つことが望ましい。温泉につかる、そして温泉に劣らない効果ともいわれている手浴といったアクションは、とても身近なストレス軽減方法です。

〝日常使いできるガス抜き〟を、どれだけ知っているか、それを実践しているかによって、ストレスの蓄積度や集中力、気持ちの浮き沈みは変わってきます。気持ちが落ち込んでしまうのは、人間である以上仕方がない。だからこそ大切なのは、沈んだ気持ちをリカバリーしたり、ショックを軽減したりするためのストレス緩和術なのです。

ゆったりした動きをするだけでリラックスできる
タフツ大学のスレピアンとスタンフォード大学のアンバディー

「忙殺されてデスクのどこに資料を入れたのか思い出せない」「スケジュールが詰まりすぎて

いて、次に何をするのかわからなくなる」など、忙しさが立て込むとどうしても思考力は停滞気味になってしまうと思います。

そういうときは焦らずに、あえてスローに動いてみてください。「何を悠長なことを。こちらは焦っているんだ」といった声も聞こえてきそうですが、タフツ大学のスレピアンとスタンフォード大学のアンバディーの研究では、「なめらかな手指の運動をすればスムーズな思考が導かれ創造的になる」ことが示されています。焦っているときこそ、なめらかな動きをした方がいいというわけです。

実験では、2つのチームにそれぞれ曲線的な線画と、直線的な線画を描いてもらいました。そして、線画を描き終えた後に感想を求めたところ、どちらのチームとも、曲線的な線画を描いた後の感想の方が、よりディテールが細かい創造的なコメントを残したそうです。研究では、考えが煮詰まったときなどは、なめらかな手足の動きをするようなアクションによって、スムーズな思考が導かれやすく効果的とうたっています。

ゆったりと動くと心が落ち着く——。だからこそ、世界各国にはさまざまなスローな運動や文化活動が存在するわけで、ゆったりとしたものを自分に取り入れると有効的という事実は、はるか昔からわれわれ人類が経験則として学んでいたことなのかもしれません。太極拳やヨガなどが、多くの人に親しまれているのも納得なのです。

現代人は、時間や情報に追われせわしなくなりがちですから、〝スローな動き〟をスローガンにしてみるといいでしょう。実際に、深呼吸を一度するだけで落ち着くことが証明されていますから、スローな所作は脱ストレスを考える上でもとても大切です。

なめらかな手指の運動を日常的に取り入れるのであれば、スキンケアの時間や入浴時に応用できると思います。仕事で集中力を欠いているなと思ったら、お風呂で湯船につかりながらゆっくりと、なめらかな動きを行ってみる。あるいは、空中にゆっくりとなめらかに8の字を繰り返し描いてみるのもいいかもしれません。

また、なめらかな動きとは異なりますが、似たような動作として「いたずら書きをしながらの作業の方が記憶力が高くなる」という英国のプリマス大学のアンドレイドの研究も覚えておくといいでしょう。

被験者は、18〜55歳の男女40人。録音テープを聞いてもらい記憶力をチェックしました。その際、落書きのように図形をなぞりながら聞いてもらうグループと、何もせずに黙々と聞いてもらうグループに分けたところ、前者の方が30％ほど録音テープの内容を覚えていたことが明らかになったそうです。むしろ退屈だからこそ、注意力が散漫してしまう可能性が示唆されました。

脳は、一定限度の量の注意力しか備わっていないといわれています。それを使い切ってしまうと、他の刺激による情報の処理が停止してしまう。こういった脳の働きを捉えた理論を「認知負荷理論」と呼びます。例えるなら、何か高い買い物をして予算を使ってしまうと、他のものが買えなくなってしまうような感じでしょうか。

実験を行ったアンドレイドは、「いたずら書きは、小さな認知的負荷しかかからない。それでいて、集中力を向上させる」と話しています。つまり、いたずら書きは費用対効果のいい、脳の集中力の使い方なのです。

集中して会議や打ち合わせを聞き続けていると、一気に集中力を消費してしまいます。ところが、いたずら書きや落書きをすると、集中力の消費スピードにブレーキがかかるような効果がある。上手に力を逃がす術でもありますから、感電を防止する〝アース線〟のような効力があるというわけです。さらには、手を動かすことは脳の活性化にもつながりますから、いたずら書きはとても有効的な手持ちぶさた解消法でもあります。ただし、話をしている方は、そんな効力があるとは知らない可能性が高いですから、「あいつ、話を聞いていないな」と思われない程度にとどめておくように。

あえてゆったり&ゆっくりするアクションを取り入れてみる。おのずと、頭もクリアになり、落ち着いて物事を考えられるようになるはずです。

コーヒーの匂いを嗅ぐだけでストレス軽減できる
ソウル大学のスーら

疲労やストレスを感じるときは、きちんと香りのするコーヒーを買うと効果てきめんです。

実は、コーヒー豆には、香りそのものに驚くべき効能があります。

いまや、ひきたて・いれたての香りの高いコーヒーは、コンビニなどでも手軽に手に入れることができます。ストレスを感じたら、ぜひコーヒーを取り入れてみてください。コーヒーをいれたり、買いに行く作業自体も脳のリフレッシュには効果的。手軽にできるリフレッシュ術こそ、コーヒーを飲む、嗅ぐことです。

「コーヒー豆の香りには睡眠不足や疲労の原因とされる活性酸素によって破壊された脳細胞を呼び戻す効果がある」というソウル大学のスーらの研究があります。

実験では、「正常なネズミ」と「24時間寝ていない寝不足状態のネズミ」を用意し、それぞれにコーヒー豆の匂いを嗅がせました。すると、「寝不足でストレス状態のネズミ」では、ストレスから脳を守る分子の量が減少していたのですが、コーヒーの匂いを嗅いだら部分的に回復したというのです。コーヒー豆のようないい香りを嗅ぐだけで、ストレスを軽減できたというわけです。

また、アメリカのレンセラー工科大学のバロンが行った研究では、大きなショッピングモールの中で、いったコーヒー豆やクッキーなどの良い匂いが店内から漂っていると、落ちたペンを拾ってくれたり、お札の両替などを頼まれても快諾してくれるようになったりする——といった調査結果が明らかになっています。コーヒー豆などのいい香りは、人の親切心に影響を与えることが示唆されたのです。また、人に親切にする「向社会的行動」で、幸福度が上がるという研究結果もありますから、相乗効果でさらに気分がよくなりそうです。

コーヒーの効能はこれだけではありません。「コーヒーナップ（コーヒーの昼寝）」といって、コーヒーを飲んで昼寝をすると、昼寝をしたあとも頭が冴えます。

脳に良い影響をもたらすカフェイン効果は30分後といわれているため、昼寝の相乗効果とともに覚醒度が上昇すると考えられます。

良いことずくめのコーヒーですが、夜に飲む場合は注意。コーヒーに含まれるカフェインは、摂取後、体内に残り続けます。摂取した半分の量が平均5〜7時間ほど体内に残っているため、夕食後にコーヒーを1杯飲むと、深夜までその半分のカフェインが残り続けます。夜に摂取するときは、就寝時間から逆算して睡眠にカフェインの影響が出ないようにした方がいいでしょう。

毎日40分散歩するだけで脳が1〜2年若返る
ピッツバーグ大学のエリクソンら

「あれ、名前が出てこない」「スマホをどこかに置き忘れてきてしまった」――。加齢による物忘れは仕方のないこと。とはいえ、思い出せなかったり、忘れてしまうことが何度も続くと、自分自身を不安視してしまうと思います。

そのため、日頃からジムに通ったり、ジョギングをしたりして、なるべく体を動かそうと心がけている方も多いのではないでしょうか。体を動かすということでいえば、「散歩を続けると、記憶力をつかさどる海馬の体積が上がる」というピッツバーグ大学のエリクソンらの研究結果が存在します。

研究では、55~80歳の約800人に、毎日40分の散歩を続けてもらったところ、1年後にほとんどの人の海馬の体積が2%ほど増加している傾向が明らかになったそうです。実に、年齢にして「1~2年若い状態に戻る」ほどの効果だといい、記憶力も改善する傾向にあったと報告されています。体に良いというイメージのある散歩ですが、まさか脳にも効果があるとは目からウロコです。

この実験は、散歩をはじめ有酸素運動をしてもらうことで、どういった効果が表れるのか検証しました。散歩以外にも、エアロビクスや水泳、ジョギングなどを行ったのですが、それらの運動にも海馬の体積増加は確認されたそうです。

しかし、どこでもできて、お金もかからない散歩にも同様の効果があったというのは朗報でしょう。散歩は、コストパフォーマンスに優れた記憶力の低下を防ぐ実践術というわけです。

海馬の体積は、認知症のない高齢者でも毎年1~2%減少するといわれています。体積が減少すると認知障害を発症するリスクが高まると伝えられているだけに、散歩のような小さな積み重ねは、極めて大切といえます。

また、ストレッチにそういった効果があるか否かも調べたのですが、残念ながら効果は表れなかったそうです。ですが、体には良いので、散歩しながらストレッチをすると脳にも体にも良いといえそうです。

記憶力や集中力向上に励むなら、現在は科学・技術の向上によってさまざまなアプローチがあります。たとえば、カリフォルニア大学サンフランシスコ校のジーグラーらの研究では「自分の呼吸に意識を向けるスマホアプリ」が登場しています。このアプリを使って、6週間ほど瞑想《めいそう》トレーニングを続けたところ、集中力や記憶力が向上したとのことです。「デジタル瞑想」とも呼べるような実践術が日本でもはやるかもしれません。

また、ヘッドバンド型の筐体《きょうたい》に搭載された7つの脳波センサーが瞑想中の自分の脳波を感知することで、その状況に合わせてガイド音を再生するものもあります。この脳波センシング技術は、NASAやマサチューセッツ工科大学などの研究機関での採用実績もあるほどですから、近い将来、職場や自宅に居ながらにして瞑想ができる。そんな時代が訪れるかもしれません。

加齢とともに記憶力はどうしても低下していきますから、過度に自分を不安視する必要などありません。費用対効果の優れた散歩を取り入れ、心も脳もリフレッシュさせてください。

元気な動きをするだけで楽しい気持ちになる

米サンフランシスコ州立大学のペパーとリン

私たちの感覚では、「こうしよう！」と脳が考え、その脳の思考によって体に命令が出され動作が実現されると思いがちです。そういう気持ちにならないから動き出すことができない――。そう考えるかもしれません。しかし、実際は違います。

脳科学者や心理学者の間では、体の動きを感じて意識が働き出すという考えが、今では常識になっています。たとえばジョギングを始めるとき、「走り出そうという意識」より先に、「体が動き始めている」のです。

脳は、頭がい骨という真っ暗な密室に閉じ込められていて、体の器官から送られてくる情報を頼りに自分の状況を判断します。つまり、体が先、思考が後ということです。

にわかには信じにくいことかもしれませんが、カリフォルニア大学のリベットらが行った実験で、動作を行う準備のために脳に送られる信号が、動作を行う意識の信号よりも350ミリ秒も早いことが示されているように、数々の実証実験によって証明されている事実なんです。

ということは、体から「元気に動いている」という信号が脳に送られてくると、脳は「自分は今、元気なんだ」と判断し、だったら一層そうなるようにと、神経伝達物質（ドーパミンやアドレナリンなど）を送ろうとするわけです。

それを実証する面白い実験が、「元気な動きをすると楽しい気持ちになる」いう米サンフランシスコ州立大学のペパーとリンの研究です。

実験では、110人の大学生を、「背中を丸めてしょんぼりと縮こまった姿勢で歩くグループ」と、「大きなスキップをするような動きで歩くグループ」に分け、アクション後に元気度（幸福感・絶望感、楽しい・悲しい記憶の想起など）を自己評価してもらいました。

その結果、元気な動きのチームは元気度が大幅に向上。しょんぼりした姿勢のチームは、実験前の予備調査では元気度が高かった人たちですら、アクション後は元気度の大幅な低下が見られました。つまり、元気な動きは元気になり、しょげた動きは元気をなくさせるというわけです。

『悲しいときは素直に落ち込んだ方がいい』で触れた「フェイクスマイル」を覚えているでしょうか？　口角を上げ笑っているような表情をつくるだけで、実はストレスが軽減される。

これは「笑顔だから私は楽しいのだ」と脳が勘違いし、気持ちが高揚していくから。同様に、「変な動きをするほど楽しいのだから、私は楽しいのだ」と脳が勘違いして気持ちが楽しくなっていくのです。

またペパーとリンは、元気になった生理的要因として、こういった動きが心拍数を上げるためとも分析しています。心拍数を上げるトレーニングは、うつ病の改善策として用いられることもあるほどです。

もう一つ、米ミシガン州立大学アナーバー校のシャファーらは、脳科学のさまざまな先行研究をもとに、感情は体の動きによってコントロール可能であることを実証しています。シャファーらは、22人の被験者に、「ハッピー」「悲しい」「怖い」「中立的」な感情を表す動作をする動画を見て真似してもらい、その際の脳の活動をｆＭＲＩ（磁気共鳴機能画像法）で記録しました。

すると、跳びはねるようなハッピーな動作をしているときにはハッピーな感情が、肩を落とすような悲しい動作のときには悲しい感情になることが明らかになりました。

ちなみに、これらの感情の動作の動画をただ見た場合、ハッピーな感情の動画は特にハッピーにはならない一方で、悲しい感情の動画を見たときは悲しい感情になるということもわかりました。

彼らは、理論と実験結果を前提に、「子どものようにスキップすると、よりハッピーになる」可能性を論文の中で例として挙げています。気分が落ち込んでいるときは、意図的に元気な動きやスキップをすると効果ありなのです。

クッションを抱きしめるだけで「幸せホルモン」は増加する
南カリフォルニア大学のライトら

不安を感じるニュースが多く、ひとりで過ごしていると、何ともいえない不安やモヤモヤを感じてしまうことが少なくありません。

一人暮らしは自由気ままで気楽ですが、一方で夜、ひとりで過ごしていると、センチメンタルになる瞬間もあると思います。眠りにつこうとするときや、仕事から帰ってきて暗い部屋の電気をつけたとき、寂しさも相まって急に不安に襲われる。家族や恋人、パートナーがいる人であれば、不安やモヤモヤも多少薄まるかもしれませんが、一人暮らしともなれば、自分ひとりで抱え込んでしまいがち。上手に心を落ち着かせたいところです。

南カリフォルニア大学のライトらの研究では、「カップルの相手からの頻繁なハグでオキシトシンが増加する」ことが判明しています。〝抱きしめる〟行為には、幸せホルモンと呼ばれるオキシトシンを増加させる効果がありますが、目の前に相手がいなくても、同様の効果が得られる方法があるといいます。

その方法とは、誰かと電話などで話しているときに、抱き枕などを抱きしめることです。

国際電気通信基礎技術研究所（ATR）の住岡らの研究によると、離れたところにいる見知らぬ相手と電話で話す際に、抱き枕のようなものをハグしながら話すと、ストレスホルモンであるコルチゾール値が低下し、幸せホルモンのオキシトシンが増加することが観察されています。

クッションや大きなぬいぐるみでもいいので、ぎゅっとハグしてみてください。不安にかられたときは、何かを抱きしめてみる。それだけでオキシトシンが増加し、ストレスの軽減に役立つのです。抱きしめるという行為には、気持ちを変える効果があるのです。

実際、ハグの効果は侮れません。カーネギーメロン大学のコーヘンは、406人の健康な成人に、2週間にわたって毎日の活動の内容やハグの有無、人間関係のトラブルがあったかなどをインタビューし、その上で被験者を人為的に風邪のウイルスにさらし、病気への耐性がどれだけあるのかを調べました。

結果は、人間関係のトラブルの有無については、罹患リスクと無関係だったものの、ハグをした人は罹患リスクが減少していました。さらには、「頻繁にハグ」をしていた被験者たちは、重度の症状には至らなかったという結果も明らかになったそうです。

人は社会的動物。常に心のどこかで他者との触れ合いを求めています。ぬいぐるみや抱き枕なら、抵抗なく触れられ、好きなだけ抱きしめていられます。もちろん、パートナーがいる方は、出かけるときなどの「行ってきます」の際に、軽くハグをすると幸せホルモンが増加します。

不安なときは、何かをぎゅっと抱きしめる。きっとあなたの心もスッと落ち着くはずです。

眉間にしわを寄せて考え事をするだけで創造性がアップする

ノースウエスタン大学のファンら

考え事をするとき、眉間《みけん》にしわを寄せる――。「古畑任三郎」を演じた故・田村正和さんをはじめ、刑事ドラマに登場する刑事や探偵は、推理する場面で、何かと眉間にしわを寄せるポーズを取ります。ときには指で眉間を押さえることも。

現実世界でも、眉間にしわを寄せて考え事をする人がいます。そういった人を目撃すると、「なに畑任三郎だよ」などとツッコみたくなってしまうかもしれません。あくまでそれはドラマの世界でしょ――と。

しかし、眉間にしわを寄せて考えるというアクションは、れっきとした真面目な考え方です。名門私立大学として名高いノースウエスタン大学のファンらの研究によれば、「眉間にしわを寄せて考え事をすると創造性がアップする」という結果が明らかになっています。ウソのようなホントの話ですが、科学の世界ではこうしたユニークな研究がなされているから興味が尽きません。

実験では被験者たちに、「眉間にしわを寄せながら楽しい出来事を思い出す」「笑いながら悲しい出来事を思い出す」「笑いながら悲しい音楽を聴く」「眉間にしわを寄せながら楽しい音楽を聴く」など、表情とマインドが異なるさまざまなバリエーションを試しました。

その結果、表情とマインドが一致しているときよりも、一致していないときの方が脳が活性化したそうです。つまり、苦々しい体験をしているわけではない人が、あえてマインドと逆の表情である眉間にしわを寄せてしかめっ面をすると、脳が活性化すると示されたのです。当事者ではない第三者である刑事が、解決の糸口を探そうと難しい顔をして悩むのは、脳の活性化につながっているわけで、この実験結果からすると、もしかしたら理にかなっているのかもしれません。

心と体が逆の動きになることで、脳は「なんで相反するアクションをするんだろう?」と活性化し、物事を多様な視点から考えられるようになるといいます。たとえば、あなたがスマホをどこに置いたか失念したとき、焦って、苦々しい気持ちで考えるよりも、ニコニコして思い出した方が脳は活性化するともいえるでしょう。

先述した「元気な動きをすると楽しい気持ちになる」という研究では、「すごく元気に動いているのだから、私は楽しいのだ」と脳が勘違いし、気持ちが楽しくなると説明しました。同様に、ファンらの研究も、人間の脳の面白さを伝える興味深い研究といえます。

不思議なもので名探偵と呼ばれる人物は、眉間にしわを寄せるだけではなく、「金田一耕助」のように頭をかきむしっていたり、特徴的な人物が少なくありません。そういった特徴的なアクションは、あくまでキャラクター付けによるところが大きいと思う半面、先の「心理状態と一致しない顔をすれば脳が活性化する」という実験結果に鑑《かんが》みれば、実は納得の演出だったりします。

もし皆さんが、困っている人を助けるような場面に遭遇したら、古畑任三郎のように「う〜ん」と言いながら眉間にしわを寄せると、名案が浮かびやすくなるかもしれないのです。

第3章

どっちが正しい？
目からウロコの
「○○か××か」

「はじめが肝心」か「終わり良ければすべて良し」か

プリンストン大学のカーネマン

「印象形成」に関して、スワースモア大学のアッシュが行った大変有名な実験があります。

アッシュは、被験者たちに、とある人物を評価するために、次のようなワードを並べ、どのような印象を抱くかという実験を行いました。

【リストA】知的な、勤勉な、衝動的な、批判的な、嫉妬深い

【リストB】嫉妬深い、批判的な、衝動的な、勤勉な、知的な

AとBは、全く同じワードで、並べる順番だけ違います。この2つのリストを被験者に見比べてもらったところ、【リストA】は「欠点もあるけど、能力は高そうな人」という好印象が多かった一方で、【リストB】は、「能力はあるかもしれないけど、欠点のせいで損をしそうな人」というネガティブな印象を持たれることが多かったといいます。

最初に「知的な」「嫉妬深い」という言葉を入れ替えるだけで、大きく印象は変わり、最初

に提示された特性が、全体の印象に大きく影響を及ぼすことを「初頭効果」と呼びます。第一印象がいい人に対して、私たちが好意的なイメージを抱きやすいのは、まさに「初頭効果」のたまものなわけです。

その一方で、終わり良ければすべて良し——という言葉があります。

ノーベル経済学賞を受賞したプリンストン大学の行動経済学者、ダニエル・カーネマンは、「ピーク・エンドの法則」という原理を発表しています。これは、私たちはある過去の経験を、ピーク時にどうだったかと、どう終わったか（エンド）によって判断する、というものです。

その証明として、被験者を2つのグループに分け、大音量の不快な騒音を聞かせるという実験を行っています。Aグループにはずっと同じ騒音を、Bグループには時折Aグループよりもひどい音が混じる一定ではない騒音で、最後は少しましな音になる——。その結果、Bグループの方が、Aグループよりも不快さの評価が低かったのです。つまり、「ひどい音を聞かされた（ピーク）ものの、それほどではなくなった（エンド）」という記憶が、不快感を和らげる形になったのです。

また、心理学用語で「新近効果」というものがあります。これはアメリカの心理学者のノーマン・H・アンダーソンによって提唱されたもので、「最後に示された特性が記憶（印象）

に残りやすく、後の判断に大きな影響を与える」というものです。

アンダーソンは被験者に対し、実際の事件を題材にして模擬裁判を行いました。被験者たちを陪審員、弁護士、検事の3組に分け、その中で証言の与え方によって陪審員の判断がどう変わるのかを検証しました。証言は弁護側に6つ、検事側に6つ用意します。

その結果、証言の数をどのように出しても、陪審員は最後の証言をした側に有利な結論をくだす傾向がある。つまり、「人は違う情報源から多くの情報を与えられると、最後に得た情報に影響を受けやすい」ことがわかったのです。コンテストなどで最後に登場する人が有利になるのは、何かを判断する際には、直近の情報を判断材料にしやすいといった心理が働くからなのです。

科学的なエビデンスから考える「終わり良ければすべて良し」とは、「いろいろあったけど、最後に良いことがあったから良かった！」というよりは、最後に得た経験の感想が、これまでの経験の感想に勝るということ。

アンハッピーな出来事が起きたときに、その出来事だけで完結させると、「なんでこんなことに」なんて落ち込んでしまうと思います。財布を落とした出来事だけを考えれば最悪の出来事になってしまいますが、誰かが拾って届けてくれた出来事まで含めると、最高の出来事に変わってしまう。

物事（出来事）を良い思い出や結果として解釈するには、最後の出来事を楽しかった、良かったと思えるエピソードにひも付けてしまえばいいのです。〝自分のいいように記憶をコントロールすれば幸せ体質にもなれる〟ということを、「終わりよければすべて良し」という言葉は教えている——のかもしれません。

第一印象も大切です。そのため、第一印象を極端に悪いものにしてしまうと、汚名を返上することは難しくなるでしょう。しかし、そうではないなら、名誉を挽回することは決して難しいことではありません。「ピーク・エンドの法則」にならえば、伸びしろは十分に残されているのですから。

長引くのは「やらない後悔」か「やった後悔」か

ロシア＝ソビエト社会主義共和国保健省精神医学研究所のツァイガルニク

年齢を重ねていくと、「こうしておけばよかった」「ああしておけばよかった」など、過去の行動を後悔するシーンが増えがちです。一方で、「子どもに迷惑をかけたくない」「経済的な余裕はあるだろうか」という具合に、老いていく自身に対して漠然と不安にかられることも珍しくはないでしょう。つまるところ、人間は悩み続ける生き物なのです。

「人は考える葦《あし》である」とは、哲学者パスカルの有名な言葉です。人は自然界の中の一本の葦に過ぎないが、考えられる脳を備えている点で偉大なのだ――そして、考えることが人間らしさでもあるとパスカルはうたっています。ですから、考えることはとても大切なことです。過去を振り返ると後悔が、未来を考えると不安が押し寄せるのも、人間が考える葦である以上、当然のこと。悩むから人間なのです。

ただし、考えすぎは、あまりいいとはいえません。考えすぎるからミスをするし、決断できなくなり、躊躇し、心の病気になってしまう。であれば、考えすぎないための自分のルールを決めておくことがポイントです。

たとえば、レストランでメニューが多すぎて決められないときは、本日のおすすめにする。やる気が出ないときは、うだうだやらない理由ばかり考えていないで、「あとでやろうはバカヤロウ」と自分に言い聞かせて、とにかくやり始める。あるいは、やることを完全にルーティン化して、やらなければいけないことは自動的にやるように設計し（たとえば、毎朝ジョギングをルーティン化するなど)、やらないと逆に気持ち悪くなるくらいにする。考えすぎる前に、行動を起こす癖をつけてしまえばいいのです。

コーネル大学のギロビッチは、「やったことに対する後悔は短期的に大きいものだが、やらなかった後悔は長期にわたってさらに大きな後悔を生み出す」という研究結果を報告しています。

対面、電話、アンケートなどさまざまな方法で老若男女を対象にデータを集めたところ、やらなかったことに対する後悔を、人はより覚えているという結果になったそうです。つまり、やらない後悔よりやる後悔の方が望ましいと指摘したのです。考えすぎて、その上でやらないという選択肢が、もっとも心に負荷がかかるというわけです。

ロシア＝ソビエト社会主義共和国保健省精神医学研究所のツァイガルニクによって、1927年に提唱された「未完の出来事の方が記憶に残りやすい(＝中断された出来事の方が印象に残る)」という「ツァイガルニク効果」と呼ばれる現象があります。

テレビ番組を観ていると、「続きはCMの後で」といった演出をよく見かけますが、これも「ツァイガルニク効果」を利用した演出です。

人間は、未完の出来事や中断された出来事の方がより覚えている……ということは、やったことよりやらなかったことをより深く、より長く後悔するともいえます。だからこそ、やらない後悔よりやる後悔。何歳になっても悩むということは、何歳からでも「やる」こともできると捉えるべきです。そのためにも、自分が考えすぎずに動きだすためのルールを決めておくことが望ましい。これが、少しでもストレスが少ない生活をしていく上で大切なことなのです。

満足度が高いのは「徹底的に追及する」か「足るを知る」か
スワースモア大学のシュワルツ

自分が行った行動に対して、人それぞれの受け取り方があると思います。

思い通りにことが進んで喜んだり、うまくいかずに憤ったり、想定外の事態が起きて納得いかなかったり……いろいろあるとは思いますが、人が生きる以上、すべて思惑通りに進むということはありえません。

スワースモア大学のシュワルツは、「結果に対する受け止め方」が2パターンあると提唱しています。

まず一つ目が、さまざまな選択がある中で、常に最高の結果を求めるパターンで、そのような傾向がある人を「マキシマイザー」と呼んでいます。

「マキシマイザー」には、多くの演択肢を徹底的に調べた上で、ほかの演択肢が良かったかも——と思いつつも、自らの選択にポジティブな面を見出せる「促進系マキシマイザー」と、常に最高を探し続け、選んだ結果に満足できない「評価系マキシマイザー」があるといいます。

多彩なメニューがある中で、ハンバーグを選び、料理が運ばれてきたとき、「思っていたのと違うけど、おいしそうだからいいか」と、「う~ん、これじゃなかったな。次に来たときにリベンジだな」。その違いです。当然、結果に対する満足度は「促進系マキシマイザー」の方が高く、「評価系マキシマイザー」はストレスを溜め込みやすいとされています。

もう一つが、自分なりに満足できる「足るを知る」というパターンで、そのようなマインドを持つ人を「サティスファイサー」と分類しています。

たとえば、商品を購入するときや飲食店に入るとき、徹底的に吟味せず、「こういうの探していたんだよな」と、自分の求める基準をクリアしていれば、特にこだわらずに満足できるのが、このタイプです。仮に、さらに良いものを見つけたとしても、自分は満足しているのだから、必要以上にネガティブにならずに済むのが、「サティスファイサー」の特徴です。

物事には完璧などありません。目の前のことを受け入れて、ストレスを溜めずにいたいのであれば、「マキシマイザー」ではなく、「サティスファイサー」のマインドを持つことが望ましいというわけです。

「マキシマイザー」タイプは、促進系、評価系どちらにしても、最高を求め続けるわけですから、良い結果であっても、後悔の念が付きまとう可能性が高い。ということは、その気持ちをどう和らげるかもポイントでしょう。

これまでに本書でさまざまなリラックス法を提唱していますので、自分がやりやすいものを実践することが望ましいですが、こんな興味深い方法もあるようです。

ウィリアム・シェイクスピアの戯曲『マクベス』の中で、マクベス夫人は、ダンカン王を暗殺したあとで罪の意識に駆られ、血の臭いが取れないと手を洗い続けます。この手を洗って罪の意識を洗い流そうとすることを「マクベス効果」などといいますが、ミシガン大学アナーバー校のリーとシュワルツは以下の実験を行っています。

まず、40人の学生に10枚の音楽ＣＤのランクを好みで付けさせます。その上で、被験者同士が5位、または6位にランク付けしたＣＤをプレゼントし合ったといいます。被験者の中には、「もう少し順位を上にしておけば」という人もいたそうです。

その後、被験者を手を洗うグループと手を洗わないグループに分け、再度ランク付けをさせてみると、手を洗ったグループは、CDを前回と同じランクにつけた一方で、手を洗わなかったグループは、プレゼントされたCDを前回のランクより高くつけたといいます。この結果から、手を洗うと、過去の決定に対する後悔も洗い流せるのではないかと、リーらは仮説付けています。

自責の念に駆られそうになったら、「禊《みそぎ》」のつもりでしっかりと手を洗ってみるのも一つの手というわけです。

行動をコントロールしているのは「思考」か「言葉」か
ニューヨーク大学のバルフら

前述したように、脳は、頭がい骨という真っ暗な密室に閉じ込められていて、体から送られてくる情報を頼りに自分の状況を判断します。意外に思われるでしょうが、体が先、思考が後です。体の動きを感じて、意識が働き出すのです。

ジョギングを始めると頭であれこれ考えるより、まず走り出すことが何よりも大切なわけですが、ジョギングを継続させていく上で、「ジョギングをする（続ける）」というマインドはとても大事です。

しかし、私たちが思っている以上に、脳は自分の体に指令を与えていません。どちらかというと、脳はアシストをするための指令を出してくれる存在です。つまり、自分の言葉で、「ジョギングが面倒くさいな」と言ってしまえば、脳は「なるほど。ジョギングって面倒なんですね」とアシストをするということです。

たとえば、「自分はダラダラしてしまうダメ人間だ」と思い込んだり、言葉にしたりすると、脳は悪い方向へとアシストしてしまいます。ダメになればダメになるほど、負の悪循環へと誘われてしまいます。

パプアニューギニアには、赤色や青色という概念がなく、色を表す表現として、「明るい」とか「暗い」といった区別しかないダニ族という部族がいるといいます。

人間の色彩感覚として、原色に近い色というのは生物的な本能により何となく区別がつくため、その部族に赤色を見せた上で、「同じ色を選んでください」と言うと、当然、赤色を選びます。ところが、緑色のような中間色に関してはなかなか把握できないそうです。しかし、「これは〝緑色〟というんですよ」とその色を表す言葉を教えてあげると、その後は緑色を区別できるようになったといいます。言葉によって認識できるようになったのです。

言葉は、それだけ認識、その人の見える世界に関わります。「今日もできなかった。やっぱり私はダメ人間だ」と思えば、どんどんダメな方向へと向かってしまいます。特にネガティブな言葉は、ポジティブな言葉より影響があることがさまざまな研究から明らかになっていますから、できるだけ、プラスの言葉でラベリングをしていくことが重要になります。どれだけマインドを高く持っても、「やっぱりダメだ」、その一言で画餅《がべい》に帰《き》すというわけです。

また、先行情報に引っ張られて行動が変わってしまう傾向を、「フロリダ効果」といいます。

ニューヨーク大学のバルフらは、30人の学生を被験者に「言葉の発想実験」と題して、次のような実験を行っています。

被験者を2つのグループに分け、Aグループには、「古い」「引退」「しわ」「一人」といった高齢者や老人を連想される言葉ばかりを並べ、それを文法として正しく並び替えてもらうように指示しました。そしてBグループには、中立的な単語ばかりを用意し、正しく並び替えてもらいました。

実は、この実験は「言葉の発想実験」というのはカモフラージュで、言葉が被験者たちにどのような効果をもたらすのか——こそが本当の狙いでした。

実験終了後、研究チームが2つのグループが、どれくらいの速度でエレベータまで向かうかをストップウォッチで測ったところ、Aグループの所要時間の平均は8・28秒。一方、Bグループは平均7・30秒だったそうです。異なる被験者30名で追加実験をしたところ、結果はほぼ同じだったといいます。

Aグループのように老人を連想させる言葉を刷り込まれると、人は不思議なことに、その言葉や印象に引っ張られてしまう。一緒にいて、「暑い」とか「疲れた」などと何度も口にする友人や同僚がいると、こちらまでドッと疲れが押し寄せる気分になりませんか？

言葉をはじめとした先行する情報があると、脳はその気になってしまう。マインドを持つことは大事です。しかし、それ以上に発する言葉に気を使わなければ、脳は十分なアシストをしてくれないのです。

アイデアを出すには「一生懸命考える」か「ボーッとする」か

ワシントン大学のレイクルら

アイデアが〝湧いてくる〟という言葉があるように、ふっと湧いて出てくるアイデアがあります。何時間も頭を使って、考えて考えて、ようやくひらめく——。この場合、アイデアは一生懸命考えたから出てきたのでしょうか?

『チコちゃんに叱られる!』(NHK)のお決まりのフレーズに、「ボーッと生きてんじゃねーよ!」という言葉があります。たしかに、ボーッと生きていると、あっという間に物事は移り変わっていきますから、好奇心や探究心は大切です。

とはいえ、常にアンテナを高くして生活するのは疲れてしまいますから、ときにはボーッとすることも大事なことです。アイデアを考えつくときも同じです。ずっと頭を働かせていると、オーバーヒートのような状態になってしまいます。

ワシントン大学のレイクルらの研究結果に、「ボーッとすると脳は平常時の15~20倍のエネルギーを使うため、アイデアも湧きやすくなる」という報告があります。研究によれば、何か行動をしているときと、ボーッとしているときの脳の動きを比較したところ、後者の方が記憶に関する部位や価値判断に関する部位が活発に働いていたといいます。

身近な例なら、トイレに行ったときを想像してください。ふとアイデアが湧き出た経験はありませんか？　実はこれこそ、ボーッとしたことによるたまものだと、研究ではうたっています。

それにしても、なぜこういった現象が起きるのでしょうか？

何かをしていると、その行動をするために、脳の必要な部位に多くの血液が流れます。その一方で、その他の部位は鈍くなります。つまり、ボーッとすると脳の一部に血流が向かうのではなく、均一的に血液が流れるため、結果的に使われていなかった部位にもエネルギーを行き届かせられ、ひらめきやすくなるのです。

現在、脳内のさまざまな神経活動を同調させる働きを持つ、複数の脳領域で構成される脳の働きを「デフォルト・モード・ネットワーク」と呼んでいます。これまでボーッとしているときは、脳が運転停止をして休んでいる状態だと認識されていましたが、実はアイドリング状態よろしく、このネットワークが常に稼働していることが明らかになりました。この状態は平常時の15～20倍のエネルギーを使うというから驚きです。

何かに没頭しているときは、集中力も上がり、目的に向かってまっすぐに進んでいきます。言うなれば、脳は高速道路を走って目的を達成しようとフル回転しているようなものです。一方、脳のデフォルト・モード・ネットワーク状態は、普段使わない下道を通るようなもの。サービスエリアにはない隠れた名店を発見する――すなわち思わぬアイデアにめぐり合える可能性が高まるのです。張りつめて仕事をするのではなく、ときにはボーッとするオフの状態をつくることが大切というわけです。

ちなみに、ボーッとするには、砂時計を見つめる、お茶を入れる、クイックルワイパーをかけるなど、なんでも大丈夫です。あとは、国会中継を見るのもおすすめかもしれません。

ただし、棚からぼた餅が落ちてくるには、ぼた餅がなければいけません。デフォルト・モード・ネットワーク状態で、脳の各所にエネルギーが行き渡っても、ぼた餅（アイデア）がなければ降ってはきません。そのためにも、好奇心や探究心を忘れないことは大切です。一生懸命考えてもアイデアが湧いてこない場合は、あえてボーッとしてみると妙案が浮かんでくるかもしれません。

大金を貸した相手には「好意を抱く」か「嫌いになる」か

テキサス大学のジェッカーとアルバータ大学のランディー

ついつい気が大きくなり、自分が全額を支払ってしまう。あるいは、腐れ縁、親友の類いだからと自分が支払ってしまう。「いつか返してもらえればいいから」と口にはするけど、気がつくとまた自分が支払っている——。

はたから見れば、貸し借りのない気持ちの良い関係性に見える気もします。ですが、そういった〝なんとなく〟でお金のやりとりをするのは考えものかもしれません。テキサス大学の心理学者、ジェッカーとアルバータ大学のランディーは、「お金を貸すほど、その相手に好意を抱きやすい」という研究結果を発表しています。

彼らは、「助けた相手に対してどのような気持ちを抱くか」について実験を行っているのですが、これが興味深いです。まず、被験者に課題を出し、正解するたびに報酬を与える。その報酬は60セントまたは3ドルを受け取るように設定されており、すべての課題が終わった後、被験者に対して次の3つのアクションを起こしました。

① 実験者自身が「研究資金が足りないのでお金を返してほしい」と直接頼む
② 第三者が「研究資金が足りないらしくお金を返してほしい」と間接的に頼む
③ お金を渡したままにしておく

その結果、被験者がもっとも実験者に好意を抱いた行動は①だったというのです。しかも、60セントの報酬を返却した人より、3ドルの報酬を返却した人の方が、より実験者に好意を感じていたというから驚きです。

つまり、人の頼み事を聞くと、不快に思うのではなく、むしろ好意を抱きやすくなる傾向があるということ。さらには、頼み事の負担が大きいほど、好意の度合いも大きくなるという点もわかったそうです。

たとえば、大金を貸す場合、皆さんは「あの人なら絶対に返す」と信用した上で貸すと思われます。もし、その人が返済期日になっても返さない場合、あなたはどう思うでしょう？きっと、「あの人にも事情があるんだろう。近いうちに連絡をくれるだろうし、遅れても絶対に返す」などと思うのではないでしょうか。〝思う〟よりも、〝思いたい〟〝思い込む〟に近いかもしれません。

行動と気持ちが矛盾する「認知的不協和」という状況に陥ると、人間は一貫性を保とうとしてつじつま合わせの行動や言い訳をします。ギャンブルがやめられない自分に対して、「ギャンブルがあるから自分は生きている実感を得られる」などと都合よく解釈して、「認知的不協和」の解消に努めるわけです。

金銭の貸し借りもこれに相当し、貸せば貸すほど、貸した相手に好意を抱いてしまう。好意を抱かないとやってられない……もしかしたら、「腐れ縁」などと呼んでしまうのも、お金を貸した手前、そうでも言わないと自分を落ち着かせられないからなのかもしれません。もちろん、返さずにそのままどこかへ消えてしまえば、金銭を貸すという行為に対して、悪意で返報されたわけですから、その気持ちは裏返り、徹底的に嫌いになるでしょう。そうしたリスクも踏まえると、ものは考えようですが、一方的に支払ったり、貸したりする関係はあまり歓迎できないのです。

金銭の授受や貸し借りは、人に対する信頼や好意に対してバイアスがかかりやすいです。だからこそお金ではないところで、人との関係性を築く必要があります。友人だからこそ〝なんとなく〟ではなく、誠意を持って付き合った方がいいというわけです。

目を覚ますには「コーヒー」か「運動」か

ジョージア大学のランドルフとオコナー

新型コロナウイルスの影響によって、家の中にいる――いわゆるイエナカ時間が増えた人は多いのではないでしょうか？　不要不急の外出自粛を呼び掛けたことで、自宅にいる時間が増えたわけですから、どのように快適に過ごすか、どのようにストレスを感じないようにするか、そういったことに対してあれこれ考えた人は、私だけではないはずです。

自宅にいながらにして、簡単にストレス解消&モチベーションを向上させることができる方法があります。

アメリカのジョージア大学のランドルフとオコナーの研究によると、コーヒーを飲むよりも、「身近な場所で10分間、階段の昇降運動をした方が眠気覚ましに効果があり、モチベーションが上がる」ことが明らかになっています。

被験者は、カフェインを普段から摂取する傾向があり、毎晩の平均睡眠時間が6・5時間程度という女子大生18人。一般的なオフィスでの勤務を想定し、立ち上がって運動をする頻度がほとんどないデスク作業という環境下で実験は行われました。

一日中パソコンの前に長時間座ってもらい、言語能力や認知能力を必要とする作業をしてもらう中で、日の間隔を空けて被験者に次の3パターンの行動をしてもらいました。

【パターン1】カフェインを摂取する

【パターン2】プラセボ（偽薬）を摂取する

【パターン3】階段の昇降運動をする（30階分を10分かけて上り下りする）

その後、作業記憶やモチベーション、集中力などを調べたところ、階段の上り下りをした【パターン3】は、「モチベーションが上がり、元気になった」と感じることがわかったというのです。

一方、カフェインやプラセボを飲んだ【パターン1】と【パターン2】のケースは、モチベーションに大きな変化は認められなかったといいます。コーヒー1杯にはおおよそ50ミリグラムのカフェインが含まれますが、そのカフェインの効果よりも運動の方が効果的で、コーヒーによるカフェイン摂取の効果は、なんとプラセボを摂取した場合と大差がないということもわかったそうです。

もちろん、前述した「コーヒーの匂いを嗅ぐだけでストレス軽減できる」で説明したように、コーヒーにはリラックス効果がありますから、コーヒーが好きという方は、無理に階段の昇降運動をしなくてもいいでしょう。

なお、作業記憶や集中力に関しては3パターンともに差はなく、モチベーションの点にのみ差異があったというのが注目すべきポイントです。

何げない階段を上り下りするような簡単な運動でも、モチベーションを向上させることができるというのは灯台下暗し。しかも、運動不足の解消にもつながりますから一石二鳥です。

階段を延々と上らずとも、踏み台昇降のように上り下りを繰り返す運動でも効果はありますから、自宅でも簡単に行えるモチベーション向上術といえます。やる気が起きないときや気分が沈んでいるときは、あえて階段を利用することをお忘れなく。

目は口ほどにものを「いう」か「いわない」か

ユタ大学のベイヤーと医師のスターンバーグ

芸能人や有名人の謝罪会見などを見ていると、いかに目が口ほどにものをいうかがわかります。やたらとまばたきが多い人、明らかに動揺している人は、視線の動き（視線行動）が特徴的です。クリントン元大統領は、不倫疑惑の釈明会見で、1分間に100回以上もまばたきをしていたという話もあるほどです。

あまり知られていませんが、霊長類で白目（強膜）を持つのは人間だけです。チンパンジーなどは強膜こそありますが、茶色なので判然としていません。動物の世界では、視線行動が読み取られると、どちらに逃げるかが敵にバレてしまうため、白目が発達しなかったと考えられています。

しかし、人類の知能で、動物のような原始的な回路を持つ必要がなくなりました。その一方で、黒目の動きが強調されてしまう白目を備えてしまったことは、何とも皮肉的ですが。

とはいえ、アイコンタクトをはじめ、白目を持つ人間だからこそ可能なコミュニケーションがあることも事実です。

たとえば、恐怖や驚きを感じると目を見張りますし、怒ると目をむきます。こういう激しい感情を経験するときには、まぶたも瞳孔も開いています。こういった観察に関する研究は、進化論で有名なダーウィンによってもなされています。

また、科学技術振興機構の柏原らの研究では、「心の動きは自分の意思ではコントロールできない目の動きに表れることもある」と報告されています。まさに、目は口ほどにものを言うのです。

仮に目の動きを意識的に止めていても、マイクロサッケードと呼ばれる小刻みな動きを無意識に眼球は行っています。先の研究によれば、快感や不快感を呼び起こす心の動きは、マイクロサッケードを抑える傾向があるとも唱えています。

そして、次のような怖いお話も。ユタ大学のベイヤーと医師のスターンバーグの研究によれば、「適応度の低い夫婦ほど、発言中に相手（配偶者）に向ける視線量が多い」と報告しています。夫婦関係があまり良くないから改善の意を込めて真摯に目を見ているのではありません。なんと、理解し合うという意思ではなく、自分の発言が相手にどういう効果をもたらしているかを、話しながら相手を見て、常に監視、支配しようとする動機の表れである、と彼らは説明しているのです。

しかも実験では、配偶者が否定的なメッセージを発した場合に、特に視線量が多くなったといいます。視線に敵対的な意味が込められ、「なんか文句あるのか？　言ってみろよ」といった敵愾心《てきがいしん》の視線だというわけです。言われてみれば、ケンカをしている人って、なぜか異様に相手の目を見つめませんか？

対して、適応度の高い夫婦の場合は、夫は発言中よりも聴取中に妻に多くの視線を向け、敵意や監視の意がないと示唆していることもわかりました。いやはや、まさしく目は口ほど……、いや口以上に物語っているのです。

余談ですが、目とは違う、男女間の仲を探る人間の生理的現象があるといいます。

オランダのライデン大学のプロチャズコヴァらは、１４０人の男女をランダムに組み合わせて「初対面でデートをさせる」という実験を行いました。その間、被験者には、心拍数や手汗の量を測定し続け、さらには視線追跡機能のあるメガネも装着したそうです。

デートの時間は短い時間ですが4分間に設定し、うち2分は会話を、もう2分は会話のない非言語情報だけでコミュニケーションを図ってもらったそうです。デート後、被験者に自分の相手の魅力を10段階で評価してもらい、その上で、もう一度デートしたいかを尋ねました。

その結果、鼓動と手汗の増減という生理的反応がともに同期した相手に対して、「魅力的」と判断するケースが目立ったそうです。また、もう一度デートしたいと望む率に関しては、鼓動と手汗の同期がみられた男女の17%が「望む」と回答し、同期しなかった男女に比べて圧倒的に二度目を望む声が高いことも判明しました。初対面における男女がひかれあうポイントは、実は発汗量と心拍数のシンクロがポイントというわけです。

たしかに、同じタイミングでドキドキしたりすることは関係性をフレッシュに保つ上でも有効的。いろいろと言葉を並べ立てるよりも、目の動きや汗の量といった生理現象の方が雄弁なのです。

人が悩むのは物事の「結果」か「過程」か

シドニー大学のザボとニューサウスウェールズ大学のラビボンド

多様化が叫ばれている時代。いろいろな生き方があってしかるべきだと思いますが、どうしても「独り身」「窓際（出世コースから脱落）」「交友関係の狭さ」など、自分のネガティブな要素に対して憂鬱《ゆううつ》な気持ちになってしまう人もいるでしょう。

そういったものをストレスなく、自分も社会も受け入れてくれる多様性なるものに期待したい一方で、人間の個人的な悩みが足かせになってしまうことは、いつの時代も変わらないと思います。

シドニー大学のザボとニューサウスウェールズ大学のラビボンドが行った39人の大学生に対する調査では、悩み事の48％は問題解決過程に関するものだったという報告があります。つまり、結果がどうなるかよりも、人間はどうやって問題を解決しようかについて悩み、さらには、結果は変えようがないと考える人ほど、さまざまな解決法を否定的に捉える傾向があったそうです。

「どうして自分はダメなんだろう？」「どうして自分は人と上手に付き合えないのか？」などと考えることで、「だったらこうしたらいいのかな」と悩み始め、「いやいや、それじゃダメだ。どうしたらいいんだろう」とさらなる深みに陥っていくというわけです。

考えようによっては、「やってみようか」と腰が重たくなるのは、結果に対する不安や悩みではなく、「やってみたとしてもし○○だったら……」などとセンシティブになってしまうから、やり始めることができないともいえるわけです。

やる、やらないにかかわらず、問題過程解決で悩むのであれば、やってみて悩んだ方がいいと思いませんか？

また、先に挙げた「独り身」や「窓際」といった状況は、他者と比べるがゆえに「隣の芝生が青く見える」。そして、自分の能力の心もとなさを感じてしまい、「自分は自分。他人は他人。比較する必要などないし、しても意味がない」、そう頭ではわかってはいるものの、やっぱり他人と比較をしてしまうから、人間という生き物は厄介です。

スタンフォード大学のフェスティンガーによる「社会的比較」という理論があります。人は正しく自己評価するために誰かと比べたがるという理論です。人は生きていく上で、自分自身、そして自分の置かれた状況や環境をよく知っていることが必要だから誰かと比べてしまうのです。

テルアビブ大学のアラドらが次のような実験を行っています。普段はフェイスブックの使用が禁止されている情報セキュリティー会社の社員144人を対象に、彼らにフェイスブックの使用を解禁し、「友人の投稿のポジティブ体験／ネガティブ体験の受け止め方」「閲覧頻度」「自分自身の体験」「比較の程度」「幸福度」「フェイスブックの使用状況」などを調査しました。

その結果、若い社員ほど、フェイスブックの使用によって「社会的比較」をする傾向があり、「社会的比較」を行うと幸福度が下がる――という結果が明らかになりました。

一方、「社会的比較」の「頻度」が幸福度を下げるのではなく、比較の「程度」が影響するということもわかったそうです。「社会的比較」は、ある意味、手軽なサンプリングであると同時に、かなり偏ったサンプリングでもあります。

もし「社会的比較」を行うなら、本来は膨大な量のサンプル収集や調査を行わなければいけません。ですから、隣の芝生を見るような安易な「社会的比較」は幸福度を下げ、悩みを増幅してしまうだけです。

安易に誰かと自分を比較しないようにするだけで、無駄な悩みから解放されていく。そして、問題解決過程で悩むのであれば、自分は自分と割り切って、トライして「結果」に対してあれこれ考えてみる。どうせ悩むのなら、一歩踏み出して悩んでみましょう。

伸びしろがあるのは「自分を評価する人」か「自分を評価しない人」か

コーネル大学のクルーガーとダニング

「この仕事やっておいて」「だからダメなんだよ」など、上から目線でコミュニケーションを取る人がいます。そんな一言を受けた側はイライラが募るかもしれませんが、いちいち敏感になる必要はありません。

面白いことに、「能力が低い人ほど自分を過大評価する」というコーネル大学のクルーガーとダニングの実験結果があります。ダメな人が、自分をダメだと認識できないと科学は反論しているのです。

実験では、ユーモア、文法、論理のテストを行いました。

たとえば、ユーモアでは、被験者である65人の大学生に30個のジョークを読ませ、どれくらい面白かったか評価してもらうという具合です。点数の付け方で、自分のユーモアセンスの高さをはからせた格好です。

その上で、「あなたのユーモアの理解度は同年代の中でどのくらいに位置していると思いますか」と尋ね、被験者に回答してもらったところ、ユーモア理解度の順位の低い人ほど、「自分はユーモアセンスがある」と自己評価の高い傾向がありました。

成績下位25％以内の人は、総じて「上位40％程度にいる」と自分を過大評価し、逆に成績上位25％以内の人は、平均して「上位30％程度にいる」と過小評価したといいます。皮肉にも、謙虚な気持ちがない人ほど能力も……ということを示唆してしまったのです。

この実験を行った研究者の名前を取って、実際には能力の低い人が自分の容姿や言動について過大に評価する認知バイアスを「ダニング＝クルーガー効果」と呼んでいます。

裏を返せば、自分に自信がないのは、それだけ自分自身を客観視できている証拠なのです。「あなたが無能なら、あなたは自分が無能であることを知ることはできない。正しい答えを生み出すために必要なスキルは、正解が何であるかを認識するために必要なスキルと同じである」とはダニングとクルーガーの弁です。

自分を過小評価しろとは言いませんが、謙虚な気持ちは、結果的に自分自身の状態を客観的に判断するメタ認知につながります。ですから、自分のマイナス面を受け入れることは、自分の成長につながる種でもあるのです。むしろ、自分の思考や行動を客観的に把握し、認識するメタ認知ができない人ほど、うぬぼれてしまい、上から目線だったり、自身を過大評価して、成長の機会を失わせているのです。

実際、「あなたは平均よりも運転がうまい方ですか?」というアンケートに対して、実に70%が「私は平均以上です」と回答していることからも、そもそも「自分は大丈夫」「他人は自分より下」と決めつけて考えている人が多いと考えられます。なぜ、乱暴な運転をする人が、上から目線なのか合点がいく人も多いのではないでしょうか。

何事もそうですが、「自分はまだまだの身だ」と考えている人の方が伸びしろがある。

たとえば、輝いている人を見ると、「○○さんみたいに気さくに話せない」「△△さんみたいにアクティブじゃない」と自信を失いそうになりますが、考え方を変えてみてください。「私は自己評価ができている」という認識。その客観視が、あなたの伸びしろになるのです。

第4章

気持ちがラクになる驚きの心理学的エビデンス

ほとんどの人が一生のうち一度は精神を病む

デューク大学のシェーファーら

人生は、思うようにいかないことの方が多いかもしれません。また、大人になると、AとB、どちらかを選ばなければいけない選択に迫られることも日常茶飯事です。子どものときのように、「どちらも欲しい」といったことはできません。

自分の選んだ選択が、果たして正しかったのか——。そうした不安から、隣の芝生が青く見えてしまい、自分の現状に対してストレスが募ってしまう。人生とは、かくも難しいものです。

「どうして自分はダメなんだろう」「なんでみんなのようにできないんだろう」。そんなことを考えてしまうこともあると思います。しかし、デューク大学のシェーファーらは、「人間のほとんどが、一生のうち一度は精神を病む」と唱えています。つまり、落ち込んだり、気がめいったりするのは、人間である以上当たり前。疲れてしまうのは、誰にだってあることなのです。

約1000人を対象としたシェーファーらの調査は、とても興味深い結果となっています。生まれてから中年期に至るまでの精神面での健康を追跡し記録していったところ、83%が「何らかの精神的な問題を抱えた経験がある」と回答したそうです。

5人に4人が精神的な問題を抱えた経験があるのですから、「どうして自分はダメなんだろう」と過度に自己を責める必要などありません。自分だけではなく、周りの人もへこんだ経験を抱えていると考えれば、少し気持ちがラクになるはず。自分のペースで、落ち込んだ気持ちを浮上させればいいのです。

一方、何らかの精神的な問題を抱えた経験がない17%未満の人たちとは、どんな人なのか気になるところです。生活に余裕のある人、お金をたくさん持っている人、あるいは高い知性を持ち優秀な企業に勤めている人……などを想像しがちですが、そうではありません。それらの人たちに共通している点は次の2つでした。

一つは、精神疾患を経験したことのある家族がほとんどいない点。もう一つは、当人のもともとの性格で、たとえば幼少期に自己統制にたけていたり、多くの友人に囲まれていたという点でした。前者は変えられない事象ですが、後者は変えられる事象です。気持ちさえあれば、誰だって友人を増やせます。

ただし、先述したように、単に友人を増やすのではなく、あなたが心を開ける理解者をつくることが肝要です。親友をつくる——その過程があなたの気持ちに安らぎを与えてくれる良薬となり、深く沈んだ気持ちを引き上げてくれる力となります。

また、意外や意外、お金が心を救ってくれることも。リンネ大学のヤングビストらが行った研究では、「精神を病んでいる人に、毎月50ユーロ（約6500円）を9カ月間〝投与〟したところ、不安やうつ症状が減り、人間関係や生活の質が向上した」そうです。

国際電気通信基礎技術研究所（ATR）のタシュロー＝デュムシェルらの研究でも、脳が恐怖を感じたと推定される際にお金を渡すと、症状が治まったという報告があります。被験者の脳が恐怖を感じたときの活動パターンをAIによって見つけ、パターンが表れた際に、1日最大3千円の報酬を与えたそうです。すると、5日間後に汗をかく量などが大幅に減った……恐怖の記憶が和らいだためと分析しています。

現代社会において心の闇と貧困や格差が密接につながっている証左ともいえます。それだけに、心にゆとりをもたらす程度のお金を支給するだけで社会は変わるかもしれない。ほんの少しのお金、そして寄り添う気持ちがあれば、人は再浮上できるのです。

「イライラ」したときは計算やパズルゲームをするといい
スタンフォード大学のブレッチャートら

電車が少し遅延していたり、レジ待ちの時間がちょっと長かったりするとイライラする……。「昔はこんなにイラついていなかったのに」と感じている人は、結構いるのではないでしょうか？

博報堂生活総合研究所の調べによれば、特に40代男性がイラつく傾向にあるらしく、ウィズコロナの背景も重なり、何かとイライラしてしまう人は少なくないようです。昨今は、〝アンガーマネジメント〟と呼ばれる、怒りを予防し制御する術が注目を集めているように、人間ですから、イライラするのは仕方がない。だからこそ、どのようにイライラと付き合うかが重要になってきます。

スタンフォード大学のブレッチャートらの研究では、「怒りをコントロールするコツは、何に対して怒っているのか捉え直し（再評価）すること」としています。

「捉え直し」とは、感情の強度や種類を変化させる感情制御方略。簡単に言うと、状況や刺激など自らの心的状態に対する解釈を変化させる方法です。

「なぜこの人は怒っているのか」「なぜ自分は怒っているのか」と、ワンクッションを置いて考えてみる。それによって怒りのボルテージが下がっていくのです。

たとえば、悪態をついている人や必要以上に怒っている人を見たときに、「この人って友達が少ないんだろうな」とか、「オオカミにでも育てられたのかな? かわいそうに」などとたった1枚フィルターを通すだけで、湧いてきた怒りがなんだか緩和されるのです。捉え直すときに使うエピソードは、全然事実でなくても平気で、こちらの勝手な面白おかしい妄想でいいわけです。

もし、あなたが列に並んでイライラするなら、「新人が慣れない作業を一生懸命やっているんだろう」という具合に、自分の感情への被害を抑えるように「捉え直し」をすると、無駄なイライラを抑えられます。同じ事実なのに、自分がどう解釈するかだけで気持ちは変わるのです。

もう一つアドバイスしましょう。ヒトが持つ認知と感情の機能は、脳の限られたリソースを使っています。心的状態に対する解釈を変化させるということは、脳が「怒り」という指令を出している状況から、別の脳の働きを促すように指令すればいいのです。怒りを感じたときは素数を数えればいい――なんていわれますが、ロジックとしては同じです。

脳の中で怒りのスイッチが入っているときは、いわばキッチンのライトがついているような状態。であれば、違う部屋のスイッチをつけてあげればいいということ。計算によって脳は怒りとは違う部位の機能を使うようになり、脳とは違う部屋のスイッチが入り、自動的に怒りが静まっていく……。怒りに向けられた脳のリソースは減少していくわけです。

イライラを自覚しているときは、「捉え直し」をするか、計算やパズルゲームなどをして、脳の違う部位を働かせてみてください。たったこれだけで、小さなイライラから解放されるはずです。

温かい飲み物を手にすると豊かな人間関係を育みやすくなる
コロラド大学のウィリアムズとイェール大学のバーグ

人間関係は想像している以上に複雑です。「この人、苦手だな」と感じてしまえば、その瞬間から苦手意識が芽生え、その人との関係性は向上しづらくなってしまいます。一方、自分と気が合う人とだけで人間関係や仕事を続けていると、居心地の良さこそあるかもしれませんが、刺激が足りずに井の中の蛙になってしまう可能性も否めません。

どうしても苦手な人とは付き合う必要はありません。しかし、好きか嫌いか判別できない段階においては、なるべくフラットな目線を持って他者と接した方が、視野も可能性も広がるはずです。

誰かと話し合いをしたり、打ち合わせをしたりする――。その際に覚えておきたいのが、「温かいものに触れる」というちょっとしたテクニックです。

ささいなことかもしれませんが、「冷たい飲み物が入ったカップを持つときと比べて、温かい飲み物が入ったカップを持って接したときの方が他者をより温かい人物であると評価する」と、アメリカのコロラド大学のウィリアムズとイェール大学のバーグの研究が示しています。

この研究は、世界的に権威を持つ学術雑誌の一つ「サイエンス」で発表されたもの。実験では、41人の被験者に温かいコーヒー、あるいは冷たいコーヒーを持たせた後、質問用紙に書かれた人物についての評価を行ってもらいました。

その結果、温かいコーヒーを持っていた人の方が、その人物に対して好意的な印象を述べ、

「優しい」「配慮がある」といった、文字通り〝温かい〟評価をする傾向にあったのです。

この実験は、コーヒーを飲むとカフェインの摂取など個体差が出てしまうため、あくまで触っているだけという条件下で行われました。つまり、雑談やミーティングのときに温かい飲み物を手にしているだけで嫌な気分が減少し、ポジティブな態度を取る傾向が強くなる……、すなわち他者と対峙する際に、好意的になるわけです。

また、53人の被験者に「新製品の評価」と称して、温かいパッドあるいは冷たいパッドを手渡して評価してもらい、ギフトを選んでもらうという実験も行いました。

すると、温かいパッドを持った人の54％が家族や友人へのギフトを選んだといいます。一方、冷たいパッドを持った人の75％は自分用のプレゼントを選んだそうです。実際、温かいものに触れているときは、コミュニケーション力や考える力などを向上させる前頭前野が活性化していることも研究で明らかになっています。

温かいものを持っているだけで、他人を温かく受け止め、配慮や気遣いの精神が生まれやすくなる。つまり、優しい気持ちになれるわけですから、人間関係を構築していく際は温かいものに触れながらコミュニケーションを取った方がいいでしょう。温かい気持ちを持てば、その分、豊かな人間関係を育みやすくなり、一時の感情で関係性を台無しにしてしまうなんてことも減るはず。体も温まり、他者との関係性もホッとできるものになるでしょう。誰かと打ち合わせや雑談をする際に、「お飲み物は？」と聞かれたら、温かい飲み物をオーダーするといいでしょう。

頭の良い人ほど騙されやすい
オクスフォード大学のカールとビラーリ

自分は絶対に騙されない。日頃からニュースや情報をチェックしている自分とは、無関係だ――。そんな自信を持っている人は少なくないと思います。ところが、オクスフォード大学のカールとビラーリの研究で、「頭の良い人ほど他人を信じやすく、あまり頭の良くない人ほど他人を信用しない」という興味深いものがあります。

実験では、被験者に知力テストを行い、彼らの行動や社会的態度に関する質問をしました。その結果、知力の高い人は人を信用しやすい傾向が強く、知力の低い人はなかなか人を信用しないことがわかったといいます。配偶者の有無、教育、収入に関わりはなかったそうです。

頭の良い人は、周りに頭の良い人しか集まらないため、自分の価値観を信じ切ってしまう傾向がみられたといい、プライドも高いため、「自分が間違えるはずがない」と疑いづらくなるそうです。

一方、あまり頭の良くない人ほど他人を信用しないのにも理由があります。研究を行ったカールは、「知能レベルの低い人は、人を見抜くことができず、やみくもに心を閉ざしてしまうのではないか」と、少々手厳しいコメントをしています。

関連性理論という言語学の「理論」があります。

人は、言葉を聞いたとき、最小限の労力で、最大限の意味を理解する傾向が強いといいます。自分の持っている知識や言葉を、（相手の）発した文脈や状況などに勝手に関連付けてしまう。たとえば、オレオレ詐欺は最たる例で、「オレ」という最小限の言葉で、受け手は最大限の意味（＝息子など）を解釈してしまうのです。

また、振り込め詐欺では、「当該企業」とか、「管轄簡易裁判所」などのそれっぽい、かつ解釈の幅の大きい言葉などを巧みに利用して信じ込ませます。これら「当該」「管轄」などの言葉も、まさに最小限の労力で最大限の意味を理解してしまう言葉でしょう。わざとあいまいな言葉を使い、勝手に相手がつじつまを合わせるのを待っているのです。

相手が疑うであろう部分を、「法律事務所」「遺失物預かり」などのもっともらしい最小限の労力の言葉で補う。すると、再び受け手は勝手に解釈する。そして、最終的に信じてしまう……。

頭の良い人であれば、それこそ最大限の意味を理解するスピードが速いため、意外に引っかかって騙されてしまうのでしょう。頭の良い人が、疑り深い人とは限りません。疑り深ければ、当然、被害に遭うケースは少ないはず。ですが、「私は頭が良いから大丈夫」と過信するのは、非常に危ういというわけです。

いろいろな解釈ができる言葉＝最小限の労力の言葉ですから、そういった言葉を使っているときは注意が必要。例を挙げるなら、「オレ」「事故」「風邪をひいた」などのボヤッとした言葉。詳細がボヤッとしている文脈は、簡単に信用しないように。

ウソや偽物で人の誠実度は落ちる
ノースカロライナ大学のジーノら

「最近、仕事が忙しくてさ〜。人気者なのかも」

「この前の休みに国内でも有数のリゾートホテルに泊まって最高だったわ」などなど、会話の節々にさりげなく自慢や見栄を挟んでくる人がいます。

適当に相づちを打ってスルーしたつもりでも、「その仕事っていうのが、上場企業の大口のクライアントで」と不快な燃料を投下し続け、ドヤ顔を決められる。聞いてもいないのに、「絶対におまえも、あのホテルには泊まった方がいいよ」などと上から目線でアドバイスしてくる。心の底から「どうでもいい」と思いたくなってしまうと思います。

こんな見栄っ張りの話を真に受けて、あなたが疲弊したりストレスを感じたりする必要なんてありません。むしろ、せっかくだから、どこまで続くのか、楽しんでみてはいかがでしょうか？

見栄を張るような人に遭遇したときは、その人の言葉が「具体性に欠ける」「無駄に誇張表現が多い」などをチェックしてみると、先述したように、脳の論理的な部分が働くのでイライラが抑えられるかもしれません。

たとえば、先の「上場企業の〜」「国内でも有数の〜」といった、固有名詞を避けたざっくりとした表現を多用する場合は〝張り子の虎〟だと思って、心の中で笑い飛ばせばいいのです。

見栄に関しては、米ノースカロライナ大学のジーノらは、「偽物のブランド品を身につけていると誠実性がなくなっていく」という面白い研究結果を公表しています。

他人に自慢話をするようなマウンティング気質の人は、ウソによって自らを武装している可能性があると指摘し、その結果、他者に対して攻撃的になったり、悪い意味で勘違いしてしまったりするというのです。

実験では、本物のブランド品のサングラスをかけさせたAグループと、本当は本物なのに、あえて「偽物」と伝えて同じサングラスをかけさせたBグループを比較しました。その間、さまざまな質問を両グループにしたところ、Bグループの実に約7割は、質問に対するコメントの内容に誇張表現や大げさな言い回しを使ったそうです。面白いことに、サングラス以外にも宝石や洋服などで試した結果も、同様に見栄を張る傾向にあったといいます。

また、この実験では「偽物のブランド品を身につけていると攻撃的になる」というデータも明らかになっています。

誰かに突っ込まれると偽物だとバレないようにウソの上塗りが始まり、指摘されるとそれをごまかすために攻撃的になる。架空請求業者の電話対応などをはじめ、ウソで塗り固められた詐欺軍団らは典型例といえるでしょう。

さらに、「相手グループの中の、どれくらいの人が不道徳なことをやりそうですか?」と質問したところ、AよりもBのグループの方がその数を多く挙げたとも。ウソをついている自分に後ろめたさがあるから、他者まで冷めた目で見てしまうようになる……。ウソや偽物は恐ろしい副作用を持っているのです。

見栄を張っている人と対峙するときは、演劇でも観ているつもりで割り切って楽しんでみる。それだけで、他者からのマウンティングに対する防御力は高まるはずです。

「ちょっとだけ新しい刺激」が記憶力を高める
ユニバーシティー・カレッジ・ロンドンのブンゼックとオットー・フォン・ゲーリケ大学のデュゼル

「新しいものによる刺激は、学習能力を向上させるだけでなく、記憶力も高める」というユニバーシティー・カレッジ・ロンドンのブンゼックとオットー・フォン・ゲーリケ大学のデュゼルの研究があります。新しいものを目にすると、われわれは何らかの形で報酬が得られる可能性があると考えてモチベーションが上がり、脳が活発化しやすくなります。

逆に、刺激に慣れてしまうと、脳はそれが報酬と結びつかないものと学習し、中脳の活性化につながらない状態に陥ってしまいます。こうした状態を、〝馴化《じゅんか》〟と呼び、最初はどれだけ刺激的なことでも、繰り返すうちに慣れてしまい、いわゆる〝マンネリ化〟のようになってしまいます。

あの頃は楽しかった、昔に比べると今は面白くない――。人は年を重ねると、どうしても過去を振り返りがちになってしまいます。昔を懐かしむのは、決して悪いことではありません。過去の自分の姿に触発されて、「よしもう一回頑張ってみよう！」と、ときに自分自身の背中を押す原動力にもなってくれます。

しかし、昔を懐かしむだけではなかなか活力は生まれません。定期的に新しい刺激を自分に与えるからこそ、脳は輝きを取り戻します。中には、「新しいことを始めると、かえって脳が疲れてしまうのでは？」と考える方もいるかもしれませんが、決してそうではありません。

少し専門的な話になってしまい恐縮ですが、人間の中脳には、黒質／腹側被蓋野《ふくそくひがいや》と呼ばれる領域があります。ここが新しい情報を処理する中枢部となり、新しい刺激に反応する仕組みになっています。

たとえば、先の研究では、被験者に見慣れた景色や人の顔の画像と、なじみのない目新しい画像を見せたところ、後者の方が黒質／腹側被蓋野が活性化したという報告があります。なじみのある画像の方が、安心感もあるため、より敏感に反応しそうなものですが、目新しい画像を見せた方が、脳は刺激を受けたというわけです。

驚くべきは、交通事故といったアクシデント、怒りの表情といったネガティブな感情を強く想起させる画像を見せると、黒質／腹側被蓋野は活性化しなかった点です。つまり、情報や記憶を処理する脳の働きは別ということです。自主的に新しい刺激を注入するからこそ、脳はサビつきづらく、その結果、記憶力の低下を防いでくれるのです。

また、ときめきを呼び覚ますには、「報酬系」と呼ばれる脳の回路が働き、ドーパミンを分泌させることが鍵となります。自分で自分の脳に快感を与え、喜ばせ続ける、達成感を与え続けることができれば、〝馴化〟に対抗することができるため、適度に新しい刺激を与えることがポイントとなります。

ただし、新しい刺激といっても、突拍子のないことをする必要はありません。目標の高い刺激ではなく、「半歩先にある新しいことを始める」くらいのハードルの低い刺激がちょうどいいでしょう。ウォーキングが得意という人が、登山をしてみたいからといって、いきなり日本アルプスを登るのは無謀なこと。同様に、ステップを飛び越えた新しい刺激やチャレンジは脳が疲れやすくなるだけです。

ウォーキングが好きという人は、低山に登ってみる。韓流ドラマが好きな人は、韓国の旅行本を買ってみる。こういったささいなステップが、脳にとってはサビ止め効果をもたらします。

ゼロから1をつくる必要はありません。すでに好きなAという趣味があるなら、そこから派生したAダッシュで十分。気軽にできそうな「半歩先にある新しいこと」をぜひ見つけてください。

相手と同じ動きをすることで好意を持たれる
エルサレム大学のアヴィゼールら

感情というのはとても大切です。何を当たり前のことを――と思われるかもしれませんが、「優勝してうれしい！」と「足をぶつけて痛い！」という顔写真だけを比べると、実は同じ表情をしていたりします。

たしかに、すごくおいしいものを食べたときに、笑顔ではなく、とても痛そうな顔をしているのをわれわれも日常でよく見かけたりしませんか？

喜びの表情と苦痛の表情は最終的に変わらないことをエルサレム大学のアヴィゼールらは

実験で示しています。気持ちを相手に伝えるには、全身で表現することが大切だということが改めて実証されたのです。

人間には共感力の神経とでも形容すべきミラーニューロンという神経細胞があるといわれています。事故の映像などを見て、こちらまで「痛い！」と感じてしまう現象も、ミラーニューロンによるもの。一緒に楽しんだり、落ち込んだりするのも同様だと考えられています。

たとえば、恋愛に悩んでいるなら、ミラーニューロンの効果を利用してみるのも一つの手でしょう。同じ行動によって親近感が芽生えやすくなるともいわれているので、好きな人がパスタを頼んだら、自分も同じものを頼んでみる。たったこれだけで、人は親近感を抱くといわれています。

もちろん、同じ行動ばかりしていたら気持ち悪がられるのでは!? といった心配要素もあります。そこでおすすめしたいのが座る位置です。実は、横並びには親近感を抱かせやすいという効果があるといわれています。

向かい合うと、相手の視線にロックオンされて緊張してしまいますが、斜めや横並びの方が緊張感が低いということが早稲田大学の山口と鈴木の研究で示されています。デートのときはテーブルに対面で座るよりも、斜めや横並びで座れるカウンターの方がいいのです。

不思議なものでケンカをするときって向き合っていませんか？　半面、優しくされるときは、隣で話を聞いてくれたりしませんか？　一緒に横に座ったり、ドライブに行ったり、生活の中に横向きを取り入れると◎。横並びになるような共同作業をすれば、相手との距離もぐっと近くなるはずです。

ただし、冒頭で説明したように、本当の気持ちを表に出すことを忘れないように。オレゴン大学のタックマンらの研究によって、「本当の感情を表に出さないと他人に悪い印象を抱かせやすくなる」という結果が明らかになっています。

実験では4人の参加者に、笑える娯楽作品と泣ける感動作品を観てもらいました。その際、うち2人には「感情を表に出してください」、残りの2人には「感情を表に出さずに観てください」と指示をしました。その上で、観劇の全員の表情をカメラに収めました。

観劇後、約150人の学生に、「笑える娯楽作品または泣ける感動作品を観ていた」という情報を与える、与えないにかかわらず、感情を出さなかった2人に対するイメージは厳しいものがあったといいます。「社交的に見えない」「自分とは合わなそう」「不安そうに見える」など散々な印象を与えてしまったほどです。

押し黙ってクールにふるまっても、他者が「あの人はクールだ」と判断するとは限りません。八方美人が他者から疎まれやすいのも、本心が見えないからこそ。気持ちを表に出すことは、立派な正攻法ですよ。

人の記憶は外部からの情報で容易に歪む ワシントン大学のロフタスとパーマー

人間のウソ――というのは、バレるものなのでしょうか?

米国シアトルにある脳指紋法ラボラトリーズ社のファーウェルは、「見たものを見ていないと言い張っても見破ることができる」と述べています。ウソは、ある程度見破ることができるというのです。

人間には、「P300」と呼ばれる脳波の波形があります。既知のものを認識したとき、およそ300ミリ秒から500ミリ秒後にその脳波が表れ、見たものを見ていないと言い張っても、脳波を測定した際にP300の波形が表れれば、ウソをついている可能性は高くなる……というわけです。

余談ですが、ここ日本では自己負罪拒否特権といって、「何人も、自己に不利益な供述を強要されない」とする原則が存在します。自白することは、自分の権利。すなわち、自分に不利益なことを強制的に吐かせたりすることは禁じられています。自白剤を使った捜査が認められていないのも同様の理由からです。ですから、脳波でウソをついてるかどうかを本人の許諾なしに見るのは、自白を強要しているのと同様なので違法捜査となるわけです。

話を戻しましょう。ファーウェルは、「P300でわかるのは容疑者が何かを知っているということだけ」と話しています。たとえば、窃盗犯が洋服に興味がなければ、被害者がどんな服装をしていたかは知覚にとどまっていない可能性がある。結果、P300を使っても判断が難しくなってしまうというわけです。そのため、研究者の中にはP300の効果に懐疑的な人もいます。やはりこの世にウソを見抜く完全な装置など存在しないといえそうなのです。

ウソというのは、とても厄介です。人間がウソをつくときは、何かしらの意図やバイアスが働いている可能性があるからです。その上で、注意しておいてほしいのが、〝前提〟ありきで話を進める行為です。

ワシントン大学のロフタスとパーマーの研究に、「人間の記憶は、外部からの情報や圧力で容易に歪んでしまう」というものがあります。

ロフタスは、被験者に自動車事故の映像を見せ、その後、事故についてAグループには「車が激突したとき、どのくらいのスピードでしたか」と聞き、Bグループには「車がぶつかったとき、どのくらいのスピードでしたか」と聞きました。すると、「激突」という言葉を使用したグループの方が、平均で時速16キロメートルほど速いスピードが出ていたと答えたのです。

さらに、その1週間後に再び同じ被験者を集め、今度は映像を見せずに事故について質問しました。「割れたガラスを見たか」という質問をしたところ、「激突した」と質問した人は、「ぶつかった」と質問した人の倍以上が「見た」と回答したそうです。実際には、ガラスは1枚も割れていなかったにもかかわらずです。

「激突」という言葉には激しくぶつかったという前提があるから、記憶や証言が歪んでしまうのです。「ヒトの記憶は、自由と同じで、もろくはかないものだ」とはロフタスの言葉です。ウソと決めつけたり、こういう人物だからと決めつけたりすると、バイアスがかかってしまい、本質が見えなくなってしまいます。ウソを見破ることは難しい。だからこそ、先入観や前提にとらわれないように気をつけなければいけません。

男性の脳は女心が読めないように設計されている

デュイスブルク・エッセン大学のシファーら

男性と女性では考え方が違う――なんてことが言われがちです。ジェンダーレスといった言葉もあるほどですから、今後は男女の差異を論じることもセンシティブな話題になるでしょう。

一方で、科学的に「男性の脳は女心が読めないように設計されている」というデュイスブルク・エッセン大学のシファーらの研究などもあります。

男性は、相手の目から感情を読み取るとき、記憶、共感、情動といった認知機能に関与する海馬《かいば》や前帯状皮質などの活動が生じづらく、同性の目よりも異性の目の解読に2倍問題が多かったそうです。

シファーらの実験では、まず被験者に目だけの写真を見せたそうです。目だけですから被験者は、男女どちらの目なのかはわかりません。その上で、「目の写真から喜怒哀楽どんな感情の目をしているのか？」「男性と女性、どちらの目か？」と質問をしました。すると、男性の被験者は女性の被験者、つまり、異性の感情を読み取れないケースが目立ったといいます。

また、「男性は女性の幸せそうな様子に、女性は男性の怒った様子に敏感」というエビデンスがあることをエバーハルト・カールス大学のクルーガーらが発表しています。体の動きやささいな所作から、特に男性は女性のハッピーな様子を、女性は男性のアングリーな雰囲気を感じ取る……。身に覚えのある人も少なくないのではないでしょうか。

例えるなら、脳という同じハードウエアを持っているにもかかわらず、男女ではOS（オペレーティングシステム）が違うというニュアンスに近いです。よく食事のデートに出かける際、「食べたいものは？」と男性が聞いて、「なんでもいい」と（答えたのにこちらがたとえば「じゃあ、パスタ行こうか！」と提案すると「んー、パスタ気分じゃない」のように）女性が答えることに、イライラしてしまう男性陣が多いと聞きますが、これもOSの違いでしょう。

男性はコミュニケーションにおいて、意味のないことは話さない。つまり情報の伝達を重視するリポートトークの生きものであり、対して女性のコミュニケーションは、話すことに意味がある、つまり人間関係の構築を重視するように言葉を組み立てるラポートトーク（感情に働きかける話し方）の生きものと考えられています。

たとえば、女性の「相談に乗ってもらえる？」は、「相談する」行為自体に意味があり、その結末、すなわち相手が提案する解決策自体にはさほど興味はないといわれています。にもかかわらず、男性はリポートトークの生きものですから、論理的な助言をしてしまう。ここに、両者がすれ違う落とし穴があるのです。

先の「なんでもいい」という返答に、男性がイラッとしてしまうのは、具体的ではなく論理性に欠けるから。でも、女性は「なんでもいい」と伝えることで、相手との共感性を重視しているからこそ。

男性はすぐにイラつかない。そして、女性に対してロジックありきでコミュニケーションを取らない。それが、円滑な関係性をつくっていく秘訣といえそうです。

そして、ケース・ウエスタン・リザーブ大学のジャックらの研究では、「脳は他者への共感と分析的思考を両立できない」といった報告もあります。

実験では、45人の健康な学生に対して、「他人の気持ちを考えさせる問題」と「物理学を解く問題」を提示し、その上で脳の活動をＭＲＩで解析しました。

問題は、文章やビデオで出題されたのですが、形式に関係なく片方の機能が活動している場合、つまり「他者の気持ちを考えているケース」では、物理学を解くために必要な脳の部分が抑圧されており、「物理学を解くために考えているケース」の場合は、他者の気持ちを考えるために必要な脳の部分が抑制されていることがわかったそうです。

脳には、他者に対して理性や感情をつかさどるネットワークと、論理的・数学的な部分をつかさどるネットワークがあります。これを同時に働かすことは、実はとても難しい。どちらかの機能を必要とするタスクを行っている場合は、もう片方のネットワークが抑圧されてしまうのです。

たとえば、頭では「断ろう」とわかっているのに、ついつい話し込んでしまう。すでに似たようなTシャツを持っているのに、また新しいTシャツを購入してしまう。それらが起こりうるのは、片方のネットワークが抑圧されてしまうため判断が鈍るというわけです。

ただし、裏を返せば、共感力があまりない人は物事を分析しがちということ。共感をなかなか得られない人は、一度、分析しすぎる癖をストップし、相手の気持ちに寄り添ってみるといいかもしれません。

逆に、なんでもかんでも人の言うことを聞いてしまったり、うのみにしてしまったりする人は、「ちょっと待てよ」と、意識的に一度立ち止まるようにしてください。そのまま相手の話に耳を傾ける時点で、「他者の気持ちを考えているケース」に相当するのですから、一呼吸置いて「なんで呼び止められたんだ?」と間をつくって分析するようにしてください。

相手を批評したり、「でも」「そうじゃなくて」と否定から入る癖のある人がいます。そういった人は、あまり好かれない傾向にあると思います。それは、分析が先行することで相手の気持ちを考えていない。つまり、共感に欠けるために話のわからない人、難しい人と映ってしまうのです。共感と分析的思考の両立はとても難しい。コミュニケーションに欠かせないのはバランス力なのです。

「倍返しだ!」は悪循環を生むだけ

コーネル大学のリーガン

人間関係において距離感を縮めるというのは、大きなテーマだと思われます。

心理学の世界には、相手の態度に対して、自分も同様の態度で相手に返すという「返報性」と呼ばれる概念があります。好意、敵意、譲歩、自己開示などいくつかの返報性があるのですが、ポジティブにもネガティブにも作用する……、たとえば、「好意の返報性」と呼ばれる心理学用語があります。
端的にいえば、誰かに何かをしてもらったとき、自分も何かお返しをしなければと思ってしまう心理的作用のこと。コーネル大学のリーガンは、次のような実験を行っています。
この実験では、「美術鑑賞」という名目で募った被験者に加え、もう1人のサクラである被験者を用意し、「被験者＋サクラ」の2人1組で作品の評価をしてもらいます。その際、被験者を次の2つのグループに分けて行いました。
【グループ1】作品評定の合間の短い休憩中に、サクラが10セントのコーラを1本奢《おご》ってあげるグループ
【グループ2】作品評定の合間の短い休憩中に、サクラが何もしないグループ
鑑賞後、サクラは被験者に対して、「私は新車が当たるクジつきのチケットを販売しているのですが、よろしければ1枚25セントのチケットを何枚か買ってもらえませんか？」と告げたところ、コーラを渡された【グループ1】は、何も渡されなかった【グループ2】よりも、2倍もの割合でチケットを購入したといいます。
上記は、ものを与えることでどのような返報性が働くかを示しましたが、優しさや励ましの言葉も、十分相手に伝わる好意です。親切なことをしてもらうと、その分、自分も親切な

ことをしてあげたいと思いませんか？

裏を返せば、ドラマ『半沢直樹』で「倍返しだ」というフレーズが流行しましたが、仕事や生活で嫌なことをされたら、思わず反撃したくなるのも、返報性によるところが大きいというわけです。

ドラマであれば楽しめるでしょうが、実生活に悪循環の返報性は禁物。嫌な態度をされたときに「目には目を、歯には歯を」で応答すれば、延々とストレスフルなラリーが続いてしまうので、相手にしないという判断も大事でしょう。トリニティ大学のウォーレイスらの研究によると、86％の人が、もし自分がかつて危害を加えた人に再び危害を加えなければならなくなった場合、最初のときに自分のことを許してくれなかった人に再び危害を加えることを選んだとのことです。

そして、返報性は自己開示にも働きます。相手との距離を縮める際に自己開示の返報性を利用するのです。腹を割って話してくれたり、本音を話してくれたりする人を見ると、「自分を信用してくれているんだな」と思いますよね？　相手も同じです。こちらから自己開示をすると、相手も自己開示をしてくれるのです。ただし、過剰な自己開示は控えた方がいいでしょう。

ハーバード大学のルービンは、空港の出発ロビーで待っている初対面の人に、突然、自己開示を行うというユニークな実験を行っています。その際、自己紹介程度の自己開示であれば、相手も同様の自己開示を返すことが判明した一方で、それ以上の自己開示だと相手が乗ってこないことも判明しました。自分のペースで自己開示をしても相手には響かないというわけです。

考えてもみてください。飲食店で隣の人から、初対面にもかかわらず、「結婚されているんですか?」「ここの料理は○○がおいしくて、特に私は△△が――」などと話しかけられたら不快なはずです。

第5章

コロナ時代のストレス回避ライフハック

「リモート会議」は効率が悪くなるとは限らない

スタンフォード大学のブルームら

コロナ禍によって〝テレワークうつ〟という言葉が取り上げられるようになりました。慣れない仕事環境にストレスが募り、気持ちが落ち込んでしまう人は少なくありません。テレワークうつの要因は、「仕事とプライベートのオン・オフがあまりないこと」「コミュニケーションがうまく図れないこと」「運動不足」などが挙げられていますが、リモートによってコミュニケーションの取り方が変わったと、私も痛感しています。

実際、株式会社ＬＡＳＳＩＣが全国の20歳〜65歳のテレワーク・リモートワーク経験者1077名にテレワークの悪い点についてアンケートをとったところ、男性の45・16％、女性の38・92％の人が「仕事とプライベートの区別ができない」という回答をしているほどです。

テレワークやリモートは、果たして仕事の生産性を上げることができるのか——についてですが、さまざまな研究がなされています。

たとえば、スタンフォード大学のブルームらが、仕事効率についての調査を、旅行会社の電話対応の社員約1万6000人を対象に行ったところ、テレワークによって仕事のパフォーマンスが平均13％も向上したという報告があります。

一方、2021年にシカゴ大学のギブスらが行った約1万人のIT系企業の社員を対象にした調査によると、勤務時間は平均18％増え、生産性は8～19％落ちたという報告があります。つまり、職種や作業の内容によって、テレワークにおける生産性は変わることがわかります。

一つだけいえるのは、オフラインとオンラインでは対話の仕方やリアクションを変える必要があるということです。

心の距離と物理的距離は比例するものです。リモートは遠い感じがしますから、どうしても〝よそ行きの態度〟っぽくなってしまいます。だからこそ、カジュアルな言葉を適度に使うことが大事です。

また、心の距離を近づけるために、「今度の会議（授業）は、みんながお気に入りのTシャツを着て参加しよう」といった提案などをしてみると、同じリモートでも雰囲気が変わるかもしれません。ですが、「愛社精神を表すようなTシャツを着て参加してください」ではモラハラになりかねませんから、強制ではなく参加者の意思を尊重しながら提案することが大事でしょう。
ルールと違って、マナーには〝配慮〟の気持ちが問われてきます。強要や干渉は、配慮に欠ける行為といえます。英語の「ｐｏｌｉｔｅ」は「礼儀正しさ」と訳されていますが、英語圏では「配慮する」という意味で使われます。敬意とは相手に配慮すること。ビジネスシーンなどで他者を前にしたとき、「礼儀正しさ」ばかりを気にするのではなく、本来の意味である「配慮する」気持ちを持てるかどうかがポイントです。

丁寧語は、どの言語も言い回しが長くなる傾向があるのですが、裏を返せば、手間をかけた言葉だからこそ敬意が伝わるともいえます。料理も同じです。手間をかけた分だけ付加価値が生じる。どう配慮していいかわからない人は、手間をかけてみるようにしてはいかがでしょうか。

リモートは、対面の会議に比べるとはるかにリアクションが薄いため、伝わっているのか不安になるといった声も聞こえてきます。目が合ったり、話を振ったりすることで、会議に活気が生まれていくこれまでとは一変して、相手のリアクションがないため盛り上がらない……。これは私も学生とのオンライン授業で悩まされました。〝誰かがするからいいだろう〟という「傍観者効果」も働いて、熱が生まれづらい。

そのため、ときには欧米人くらいオーバーなリアクションをするのも一つの手です。「伝える」「伝わる」ことが相手を思う気持ちにつながります。そして、オンラインは自分の姿が見えるため、自分の表情や身ぶり、手ぶりの確認もでき、自分を知る機会につながります。せっかくならオンラインで誰かと会話をするときは、自己表現の訓練の機会として捉えてみるといいでしょう。

「多様な集団」は時として均一な集団と大差がない
ミシガン大学のオリベイラとニスベット

組織の中で仕事をする以上、個人プレーはなかなか許されません。ところがコロナ禍以降、多くの企業でテレワークが始まり、同じ空間の中で仕事をする機会は減少。今では「自宅で仕事をする」「個人で進められる仕事の範囲が広がる」など、個人プレー的な取り組み方へとスライドしている人は増えているのではないでしょうか。

一方で、全体をチェックしなければいけない中間管理職は、部下や同僚が〝見えない〟ため、ストレスを抱えやすくなっていると思われます。以前であれば、その場で確認やコミュニケーションを取れたはずが、テレワークへの移行で目が届かないところが増えて、細かいズレが生じやすくなる――。実際、そういった悩みが増えていると耳にします。

また、働き方同様、個人の資質の多様性が重んじられる時代になって、組織の構成員も多様化しています。どのようなメンバーで仕事をしていくかというのは非常に重要な要素です。いろいろな人がいて、いろいろな働き方があった方が生産性も高まるのではないか？　しかし、単に多様化するだけでは、均一な集団と大差がないことを示した研究が存在します。「多様な集団が上手に機能するためには、一定の〝厳しい条件〟が必要である」という米ミシガン大学・オリベイラとニスベットの研究です。

では、その条件とは何か。主に3つの要素が求められています。まず、「(社会的・性格的などの）属性の違いによって考え方が異なることが確立されている」。端的にいえば、自分と同じような考え方の人ばかりなのは望ましくないということ。

2つ目が、前述の延長線上ともいえますが、「その差異が大きいほど望ましい」。なおかつ、単体ではなくグループ単位と呼べるような規模感に差異があった方がいい」という点です。一歩間違えれば〝混ぜるな危険〟になりかねませんが、その点を踏まえ、最後に「その中でお互いが中間にあるものを発見できるか」が必要とのことです。

これらを満たしたとき、組織や集団は新たなフェイズを迎えるというのです。くしくも、テレワークなどコロナ禍の新しい働き方は、3つの要素を満たしているといえるでしょう。

日本には、「三人寄れば文殊《もんじゅ》の知恵」という素晴らしい慣用句がありますが、気の合う友達を3人集めても、話が盛り上がるだけで終わってしまいかねません。だったら、タイプの異なる人を集めた方がより洗練された文殊の知恵となる可能性が高い。

この研究は、より何かを高めるなら真剣な議論は避けては通れない、と述べている点も面白いです。たとえばジャニーズアイドルが大好きな人たちと、韓流俳優が大好きな人たちが討論したとして、単にお互いの好きなところや嫌いなところを言い合っても生産的とはいえません。しかし、3点目に挙げた「中間にあるものを発見する」にまで到達できれば、生産的な時間や関係性の創出につながります。

異なる考え方の人たちと向き合う際は、真剣さと寛容さが大切です。私たちは、組織として成長するための過渡期のただ中にいます。この逆境を好機として考えられれば、きっとあなたの組織はより豊かな集団となるはずです。

いわしの頭も信心から～〝思い込む力〟は想像以上に効果がある

ケルン大学のダミッシュら

「いわしの頭も信心から（信仰心が深いと、いわしの頭のようなつまらないものでも、尊く思えてしまうこと）」と聞くと、プラセボ（プラシーボ）効果をイメージする方もいるのではないでしょうか。

プラセボ効果とは、もともとは有効成分が含まれていない偽薬を、本物の薬だと思って患者が使用すると、出るはずのない効果が本物の薬のように出てしまう現象を指します。ひるがえって、効果のあるはずのない条件でも、効果があると被験者に思い込ませて臨むと、実際に効果が表れてしまうことを意味します。

実際、人は思い込みの力で自分の体調を変えられるともいわれており、薬効のない鎮痛剤（偽薬）を処方され「とても効いた」と感じた患者さんは、それが偽薬だと明かされた後でも引き続き鎮痛効果を得ていたという報告もあるほどです。

人間の〝思い込み力〟については、さまざまな実験が行われているのですが、ケルン大学のダミッシュらの研究チームが行った実験は、いかに思い込みが大切かを物語る範例といえるでしょう。

彼らは、参加者全員にパターゴルフをしてもらい、半数の人だけに「あなたの打つボールはラッキーボールです」と知らせました。すると、ラッキーボールと告げられた半数の人のカップイン率は10球中平均6・75回。対して告げられなかった人たちは10球中平均4・75回でした。なんとラッキーボールと告げられた人たちの方が、カップイン率が35％もアップしたのです。

また、「ラッキー」について客観的、科学的な視点から何十年も研究しているハートフォードシャー大学のワイズマンの調査でも、自分が幸運だと信じている人ほど、新聞にさりげなく仕込まれた賞金がもらえる情報を見つけ、賞金を持ち帰る確率が高かったとのこと。半面、「自分は運が悪い」と思っている人は、消極的かつ非社交的な傾向が強かったそうです。

たしかに、「自分は運が良い」と思っている人と、「自分は運が悪い」と思っている人とでは、日々の生活や仕事の中で豊かさに差が生まれてくるのは納得でしょう。ワイズマンは、周囲の視線も好意的なものへと変化するため、運が良いと思い込むだけで生活に変化が表れると唱えています。そして、「運とは心がけと行動次第によって向上可能なもの」といったメッセージも伝えています。

思い込み力は生活のさまざまなシーンでも応用できます。

面白い話では、お笑い芸人のダチョウ倶楽部の故・上島竜兵《うえしまりゅうへい》さんが、水で酔っぱらったというエピソードがあります。後輩芸人である有吉弘行《ありよしひろいき》さんが、上島さんがボトルキープしていた焼酎の中身を水に替えるといういたずらを仕掛けたところ、後日訪れた上島さんがその焼酎のビンに入った水で水割りを作って飲み、見事に気持ちよく酔っぱらっていたそうです。

これもまた、思い込みがなせる魔法といえるかもしれません。

「信ずるものは救われる」であり、「いわしの頭も信心から」。これらが、バカにできないほどの効力を生み出すことがあるのです。

オープン・オフィスは生産性を低下させる
ハーバード大学のバーンスタインとターバン

働き方は、日本で働くビジネスパーソンにとって大きなテーマではないでしょうか。欧米のように有休取得率が高くない我が国では、職場の環境や、コロナ禍によって促進した在宅テレワーク環境に、自分の労働が左右されるケースが少なくありません。

2020年にエンフィールが公表した、新型コロナウイルス感染症の状況下における企業の在宅勤務状況とその健康状態、仕事への集中力などのパフォーマンスに関連する調査結果では、さまざまな問題が明らかになっています。たとえば、若年層においては、集中力やモチベーションの低下が見られたそうです。

また、コミュニケーション機会が減ることで、世代関係なくモチベーションが減少してしまう人は多く、必ずしもテレワークが日本社会に功を奏しているとは言いづらい状況も浮き彫りになっています。

たしかに、家にいるとコミュニケーションの数は限られ、ふとしたアイデアを呼び起こすような同僚との雑談の機会も失われてしまいます。オンとオフの切り替えも難しいため、集中力が持続しづらいという声も後を絶ちません。

そうした状況もあって、最近では「やはり会社の方が仕事がはかどる」という論調も大きくなってきています。どれだけテレワークが進んだとしても、職場（オフィス）環境をきちんと考えるという視点を忘れてはならないと、改めて見直している人も少なくないかもしれません。

では、どのようなオフィス環境が望ましいのか――ということですが、風通しの良い環境であることに越したことはありません。スムーズな上意下達は、組織を円滑にします。そのため、文字通り風通しを良くするために、お互いの姿を確認しやすい、オープンオフィスを取り入れる企業もあると思います。

ところが、ハーバード大学のバーンスタインとターバンの研究によると、必ずしもオープンオフィスが効果的な職場環境を作り出すとは限らないことが判明しているのです。

この実験は、さまざまな人種が働く多国籍企業で行われ、技術、営業、人事、財務、製品開発などの各部門の社員やトップ、52人が参加したそうです。

職場にある空間的、物理的な境界を取り払い、オープンオフィスを作ることで交流が増えるのかを調べたところ、なんと対面でやりとりをする時間が7割も減り、送るメールの量も2割から5割増え、さらにその文面の長さは2倍になることがわかったそうです。つまり、生産性が低下したというわけです。

オープンオフィスと聞くと、まるでオープンな交流を促進するものというイメージを持ちますが、実態はそうとは限らないということ。実験では、オープンオフィスという〝透明〟

な空間になることで、被験者である社員がプライバシーを守るために周囲を気にしすぎるという傾向にあったといいます。

消極的になることで、他者へのコンタクトをバーチャルな交流であるメールの文面に切り替え、結果、メールの量も内容も無駄に増えてしまったというから興味深いですよね。職場においても、個人を尊重する環境は大切ということ。風通しが良いこととオープンなオフィスは別物だということを覚えておいてください。

仕事中のお菓子はクリエイティブ能力を高める

福島大学の飛田

新しい生活様式が至るところで定着したことで、家にいる時間が延びた人もいることでしょう。リモートワークの浸透で時間や場所を選ばずにミーティングが行えるなど、自宅に居ながらにして仕事を行えるという人も増えたはずです。

以前であれば、会議中や仕事中にお菓子を食べるといったことは、よほど風通しの良い企業、あるいは小規模の企業でない限りありえなかった光景かもしれません。しかし、固定観念が変わりつつある昨今では、むしろ積極的にお菓子を取り入れた方がいいかもしれません。

福島大学の飛田の研究によると、「お菓子が集団による創造的パフォーマンスを向上させる」ことが明らかになっています。「仕事中にスナック菓子を食べるとは何事だ」とやみくもに怒るのではなく、むしろプラスの側面について知っておいて損はないと思います。

実験は143人の看護職を対象に、話し合い中に飲食行動をOKとする「飲食あり条件」と、お菓子や飲み物を提供しない「飲食なし条件」の2つの条件を設けて行いました。

すると、前者の方が結果が良かったというのです。飲食をしながら話し合いをしたグループは、「実用的なアイデアが生まれた」「作業が楽しかった」「考えついたアイデアに満足している」といった意見が寄せられ、飲食なしのグループよりもパフォーマンスが向上していることが示されたのです。

また、一人でお菓子を食べながら作業をする場合も効果があると判明し、アイデアの数や量も増えると報告されています。ですが、集団の方がより顕著ということなので、アイデアを求められるようなミーティングにおいては、あらかじめそういった環境をつくっておくといいかもしれません。

それにしてもなぜ向上するのでしょうか？　理由としてはまず、お菓子によって感情がよりポジティブになり、創造的なアイデアを導きやすくなるからという点が挙げられます。次に、お菓子や飲み物に含まれるブドウ糖などの糖質が創造性とリンクする認知機能を活性化する可能性があるという点も見逃せないでしょう。仕事の合間にチョコなどを食べると、気分転換につながるのには、理由があるのです。

興味深いところでは、陸上自衛隊の会議室には常にお菓子が山盛りになっているといわれています。いつ何が起こるかわからない有事に備え、カロリー補給として、お菓子が欠かせないそうです。

張りつめて仕事に精を出すよりも、適度にお菓子を食べて、頭を柔らかくさせる方が◎。ただし、仕事中にお菓子ばかりを食べていると、当然健康にはよくありません。「用法用量を守る」ではないですが、効果的に取り入れるようにすることが肝要です。

コロナ禍によって今までの常識が、時代遅れになったり、非常識になったりするケースは珍しくありません。過剰に負荷がかかるようなミーティングや仕事環境は避け、お菓子を取り入れるなど余裕を生み出す環境づくりの視点を忘れないようにしてください。

仕事をする場所を変えるとクリエイティビティが上がる

マイアミ大学のヘラーら

少し前であれば、オンライン会議やリモートワークといった言葉は、私たちの生活になじみのない言葉でした。しかし、コロナ禍以降、新しい生活様式よろしく、急速に私たちを取り巻く環境は変わりました。

今では、自宅で仕事を行う方も増え、中にはフルリモートで自宅から作業をする人も珍しくありません。しかし、ずっと同じ環境に身を置くことは、あまり良いこととはいえません。

脳は、同じ刺激を受け続けると効率的に脳を働かせるために、刺激を刺激と感じないように勝手にオフモードのような状態になってしまいます。つまり、自宅で仕事をしていると、環境がずっと変わらないわけですから、脳への新鮮な刺激が薄れ、脳はオフモードになってしまいます。自宅に居続けると、オンとオフの切り替えがうまくいかないというのは、理由があるのです。

マイアミ大学のヘラーらは、次のような研究を行っています。

被験者132人の移動の様子をGPSで3~4カ月にわたって記録し、その感情の変化を調査したところ、場所の変化が多いほど、ポジティブな感情が高かったという結果になったそうです。

また、MRIを使って場所の変化とポジティブな感情との関連を探ったところ、環境の新しさと脳の報酬系に関わる部位の活性化は、密接に関わり合っていることもわかりました。

脳の報酬系とは、人間の脳にある「報酬系」と呼ばれる神経のグループです。この部分が刺激されて活性化すると、やる気が出たり幸福感を覚えたりします。新しい環境にいるだけで、モチベーションが上がることが示された格好です。

では、どのような場所に足を運ぶことが望ましいか——。そのヒントとなるのが、イリノイ大学のミータらの研究でしょう。

実験では、さまざまな場所でデシベルを計測したのですが、比較的静かな環境(50デシベル/書店の店内や役所の窓口周辺など)よりも、適度な周囲の雑音(70デシベル/コーヒーショップの店内、ファミレスの店内、カフェなど)の場所の方が創造性を求められる仕事においては、被験者たちのパフォーマンスが向上したそうです。

雑音が数多く意識に入ってくるということは、それだけ多くの情報を脳が処理しているので、創造性を与えるのに好都合だとされています。

私たちは情報が入る際に、〝感覚情報のゲーティング〟と呼ばれる、情報の取捨選択を自動的に見分けてフィルタリングしているのですが、情報のフィルタリングに〝漏れ〟が多い人は、一般平均よりも広い範囲から雑音を含めた刺激を受け取ってしまうといいます。雑音を拾ってしまう人は、本来であればフィルタリングされ、シャットアウトされるかもしれなかった情報に気がつくため、創造性豊かな人物になりえる可能性があるというわけです。

一方、騒音に近い雑音（85デシベル／パチンコ店内やゲームセンター店内など）においてはパフォーマンスが低下してしまうという結果も明らかになっています。うるさすぎる環境は逆効果というわけです。

ずっと家にいて仕事をするような環境が変わらないシチュエーションよりも、お気に入りのカフェなどを見つけて、たまにはそうした場所で仕事をするとモチベーションもクリエイティビティも向上します。雑音以上、騒音未満こそ、あなたの脳を活性化させるスポットといえるでしょう。

「誰かが何とかしてくれるだろう」を放置しておくと社会的手抜きが増える

フランスの国立農業学校のリンゲルマン

飲み会にまつわる興味深い考察があります。それは、「割り勘のジレンマ」。たとえば、アルコールが飲めないため、ソフトドリンクだけを飲む人がいたとしましょう。ソフトドリンクは、アルコール類に比べると安価です。しかも、会計は割り勘と事前に伝えられている。これではお酒が飲めない人はフェアだと思えず、納得がいかないかもしれません。そのため、飲めない人の中には、「ちょっと高めの料理を頼んで、多めに食べてやろう」なんて考える人もいるかもしれません。その心理こそ、割り勘の落とし穴です。このように、参加した多くの人が「割に合わない」ことを避けたいがために、「損しないように多めに飲んで（食べて）やろう」などと考えてしまう。

すると、どうなるでしょうか？　当然、飲食代は膨れ上がっていきます。一人ひとりが自分の利益を優先して取った行動が、最終的に自分たち全員のコストを増大させている。これが「割り勘のジレンマ」です。実は、全員がコストを高くした共犯者ともいえるのです。

こういった全体の意図や意識が絡み合うことで生じるジレンマを、広義で「社会的ジレンマ」と呼びます。その最たる例が、フランスの国立農業学校のリンゲルマンが提唱した「社会的手抜き」（リンゲルマン効果）です。

リンゲルマンは、綱引きを利用して実験を行いました。綱引きに参加する人数を徐々に増やし、力の入り具合がどう変わるかを調べたのです。

その結果、1人で綱引きをした際の力の入れ具合を100％とすると、2人の場合は93％に、3人の場合は85％になることがわかりました。なんと8人の場合は、1人当たり49％まで減少したそうです。つまり、集団になるほど、「誰かが何とかしてくれるだろう」という手抜きの心理が働くわけです。

裏を返せば、人数が増えるほど責任感も分散してしまう。しかも、無意識でこういった心理が働いてしまうというから厄介です。チームで抱えている仕事があったとして、誰も率先して動かないのは、自分が動かなくてもいいだけの人数がいるから——。人が多いからこそ、「社会的手抜き」が起こらないよう、マネジメントしておかなければならないというわけです。

「誰かが何とかしてくれるだろう」を放置しておくと、組織内、チーム内に齟齬《そご》が生じ、自らもストレスが蓄積されていくだけです。しかも、責任感が強い人、性格の良い人が、〝誰かがやるだろう仕事〟を引き受け、彼ら彼女らが疲弊してしまうといった悪循環をつくり出してしまいます。

優秀な人材がいなくなってしまう背景には、無意識下の「社会的手抜き」の影響もあるといえそうです。チームを機能させるためには、きちんと役割分担やルールを決め、「誰かが何とかする」ことをなくしていくことが大切でしょう。

また、ニューヨーク大学のダーリーとコロンビア大学のラタネが行った実験も興味深いです。実験では、議論をしているときに突然別の参加者が発作を起こすという緊急事態に、どういう行動を取るかを観察しました。その上で、参加人数の数を多くしたり、少なくしたりすることで行動に変化があるかどうかも調べました。

すると、参加者が発作を起こしたとき、自分以外に誰かほかの人がいる状況では自己の責任感も薄れ、スタッフへの事故の連絡も遅くなるという結果になりました。さらに、自分以外の人数が多くなれば多くなるほど、自分では動かなくなるという傾向も判明しました。「自分がやらなくてもほかの誰かがやるだろう」と考えて行動しない心理的作用を「傍観者効果」と呼びます。この実験は、まさに人数が多くなればなるほど「傍観者効果」が働く可能性が高くなることを示唆した格好です。

責任感とは、人数の大小に関係せず、芽生えなければいけません。組織作りというのは、こうしたジレンマやバイアスの存在を考えることも大事といえるでしょう。

「人見知りなんで……」と挨拶することは好感度や親密度を下げる
ニューヨーク州立大学のアロンら

初対面の人とどのように接していくかは、多くの人が気をもむところだと思います。中には、「私は人見知りなのですが、皆さんよろしくお願いします」と、事前に〝断り〟を入れてあいさつする人もいると思いますが、実は人見知りアピールは好ましくありません。人見知りだからといって、自分をさらけ出さないでいると「かえって好感度や親密度を下げるだけ」という結果が、ニューヨーク州立大学のアロンらの研究によって示唆されています。

たしかに、最初に断りを入れて〝予防〟した方がいいと思うかもしれません。「人見知りなんで」「あんまり勉強する時間がなくて」「バタバタしていて」という具合に、あらかじめ予防線を張って、失敗する言い訳をつくることを「セルフ・ハンディキャッピング」と呼びます。実は、これがあるほど、自分に向き合えず改めることができなくなるといわれています。

アロンらの研究では、それぞれ初対面の男女がペアになってもらい、15分間トークをしてもらいました。その上で、被験者を2つのグループに分け、Aグループは【できるだけ相手と親密になるように心がける条件】をつけ、Bグループには【あまり自分をさらけ出さないという条件】をつけました。

トーク終了後、お互いの親密度を測定する心理テストを実施したところ、Aグループの方が親密度が高かったそうです。人見知りを宣言することで、相手との間にいきなり距離ができ、お互いをさらけ出さない状況になりがちなため、Bグループの条件のような関係性になってしまう可能性が高くなるというわけです。

そもそも、「人見知りなんです」と伝えることは、人によっては「え？　私に気を使えってこと!?」と解釈する人もいるわけで、関係性をなめらかにする〝断り〟になるとは限りません。

だからといって、自分の得意分野の話ばかりして、距離を縮めようとするのも大間違いでしょう。「情報の氾濫は共感能力を妨げる」といわれていて、あれもこれも詰め込んだような見せ方や伝え方をすると、かえって人は認知的に過負荷となり、深く心に刻み込まれるのを妨げてしまいます。

〝魚心あれば水心〟ではないですが、心理学の世界では、相手の気持ちを呼び込むためには、「自己開示」が有用であると説いています。自分の素の感情やプライベートな側面を見せると、相手もそれに応じて自己開示をする。つまり自分が心を開けば、相手も開いてくれるのです。その繰り返しによって関係性が形成されていくのです。

会話はキャッチボールに例えられます。まさに互いにボールを投げ合うから、関係性が向上していく。初心者アピールをしたり、暴投を繰り返していたりしたら、相手も逃げてしまいます。

不安や警戒は自己防衛手段ですから、安易に心を開けないことはおかしいことではありません。ですから、あなたが心を開きたいときだけ話せば大丈夫。あなたが開示した程度に比例してレスポンスをする人の方が、相手の気持ちを尊重できる人ともいえます。そういう人とだけ少しずつ距離を縮めていけば、安心しやすい環境をつくれるのではないでしょうか。

あらかじめ定位置を作ることで、スマホのダラダラ見を防ぐ

テキサス大学オースティン校のウォードら

ついついスマホを見てしまい、ダラダラしてやるべきことを後回しにしてしまう。そうした経験は誰にでもあると思います。

どうすれば、ダラダラとスマホを見ることなく、やるべきことに取り組めるでしょうか？　手の届く範囲にスマホがあることで見てしまうなら、スマホを手の届かない場所に置けばいい。当たり前のことを言うな——と思うかもしれませんが、「スマホが手元にある」という環境を変えることは、大きな打開策になるのです。

そもそもスマホは、現代社会に欠かせないものになりすぎているあまり、手に取る、取らないにかかわらず、注意を分散してしてしまう厄介なツールと化しています。

皆さんも、電車の中などでポケットやバッグに入っているスマホを、何の理由もないのに取り出しておもむろに操作することがあるのではないでしょうか？　まさしく、これこそス

マホの恐ろしいところです。手に取りやすいところにあると気になってしまい、なぜか見てしまう。そのため、バッグの奥深くに入れておくなど取り出しづらい状況にしておかないと、すぐに取り出し、意味もなく操作し始めてしまいます。

実際、テキサス大学オースティン校のウォードらは、何かに集中したり、意思決定をしたりする際に、スマホがそばにあるだけで、ないときに比べて注意力が散漫になってしまうことを研究によって突き止めています。

メールやメッセージは届いてないか、SNSが更新されていないか、アプリゲームに進展はないか、などと気になってしまい、結果、注意力が散漫になってしまうそうです。ベストは、隣の部屋に置くなど、スマホが全く手にとれない、見えない環境に置いてしまうことだそうです。

複数のことを同時にこなすマルチタスクが苦手な人にとっては、スマホの存在が気になると、今取り組んでいることに対して効率的に脳を使えなくなります。そのため、物理的にスマホが見られないという状況を作ることが望ましいでしょう。

たとえば、家にいるときは、移動しなければ手に取れない場所をスマホの定位置にするといったマイルールをつくると効果的です。

想像してほしいのですが、スマホを見るために、わざわざ移動する――、それってとても面倒なことだと思いませんか？　こうしたひと手間は、ダラダラ対策にはとても有効です。というのも、それを取りに行く際に、「今から自分はスマホを見ようとしている」と自覚することで、「本当にスマホをチェックする必要があるか？」と、脳が違う働きをし始めてくれるからです。

「やっぱり見なくていい」と判断すれば、スマホを見てしまったことで浪費してしまったかもしれないダラダラ時間の予防につながるというわけです。テレビのリモコンなどにもいえることですが、道具を定位置に置く癖をつけると、本当にそのために動くことなのかと、頭で考えられるようになります。

もし、あなたがスマホをはじめ、何かに気を取られてしまうことでダラダラしてしまうのなら、わざとひと手間が必要な環境を作ることを心がけてください。イエナカ時間が増えていて、何かとダラダラしてしまう場合は、そういったワンクッションが、ダラダラを未然に防いでくれるはずです。

多対多のコミュニケーションは複雑な課題の解決に優れる

フロリダ大学のショー

リモートワークが浸透したことで、「案外、直接会わなくてもできることがあるんだな」と思うことが増えました。その一方で、「これはリモートでは難しい」ということも明らかになりつつあります。

私自身、リモートで授業を行う際は、とても苦労します。たとえば、「自宅はプライベートであるから顔出しを強制させてはいけない」という大学側のルールがあります。プライバシーの侵害に相当するため、顔を出さないことを認めなければいけないのですが、生徒がきちんと授業を受けているかがわからない。顔を出していない学生の中には、「すみません、今日の授業は寝ていて聞いていませんでした」と告白してきた子もいたくらいです。実際に顔を合わせられないことで、こうしたリモートだからこその弊害を感じた人は、たくさんいるのではないでしょうか。

基本的には、「情報伝達」を目的としたコミュニケーションであれば、リモート環境でも問題ないと思います。

しかし、「関係構築」や「複雑な問題解決」の作業には、リモートは不向きのようです。先述したように、コミュニケーションを行う際、人間は言葉以外の情報（非言語情報）も重要な要素として認識しています。むしろ言葉より、表情や声のトーン、身振り手振りなどを使った非言語的なコミュニケーションの方が、情報量が豊かといえるのです。

また、1対1ならまだしも、多人数で行うミーティングやブレストがいまいち盛り上がらないのもリモートの難点ではないでしょうか。雑談は暖機運転よろしく、程よいコミュニケーションを作り出すポイントになるのですが、リモートではそのような雰囲気になりづらい。また、オンラインは記録として残ってしまうため、大人しくしていようという心理や傍観者効果が働きやすくなるという点も挙げられます。

フロリダ大学のショーは、コミュニケーションの形態に関する先行研究を概観する研究を行っているのですが、多対多の形態は、

①「課題の多角的な検討に優れている」
②「複雑な課題の解決に向いている」

③「参加者の士気・満足度が高い」

といった利点があるそうです。

半面、リモート環境が得意としているのは、1対1、あるいは1対多の関係にける情報伝達です。これは1人の話し手が聞き手に対し一方的に話すだけ、または聞き手はただ聞くだけで成立するようなシチュエーションを意味します。

ところが、ショーが示すように複雑な問題解決においては多対多の関係性が望ましい。なぜなら、クリエイティブな作業には、いろいろな人と複線的に話せるコミュニケーションがあった方がアイデアの枝葉末節が豊かになり、思いもよらないアイデアが降ってくるからです。ところが、リモート環境ではこうした本来、多対多が持つ優越性を損なわさせてしまうため、大勢が集まっても複雑な問題解決（またはクリエイティブな作業）に向かないという現象が起こりうるわけです。

私の大学のゼミも、クリエイティビティを重視しているので、リモートでは全く盛り上がらず、苦労が続いています。

「リモートの時代になって助かっています」

「面倒な通勤や人付き合いがなくなって、せいせいした」

そんな声がよく聞こえる一方で、すべてのコミュニケーションがリモートで成立するとは思ってはいけません。何事も一長一短です。リモートワークの使い所もこれから洗練させていく必要があるでしょう。

おわりに

本書は、2020年12月から2022年9月まで、「日刊ゲンダイ」に掲載した「科学で証明！　本当に信用できるストレス解消法」の連載をもとに、「逆説的視点」という考えから再構成し、加筆したり、あらたに書き下ろした原稿を加えたりして作り上げたものです。

「はじめに」で申し上げたように、科学的に正しいことというのは常に更新されていくものです。ここでご紹介したことが、数年後には否定されているなんていうこともあるでしょう。

また、ここでうたわれているさまざまな方法も、効果が出る人と出ない人がいるでしょう。100％誰にでも効果がある薬など存在しないのと一緒です。しかし、だからといって実践しないのは間違いです。効かないと決めつけて実践しても効かないでしょう。

私自身のことをお話しさせていただきますと、私も批判的な目を持ちつつも、なんでも実践してみる、試してみるようにしています。世界中の人智を集めた科学でさえ解明し切れていない神羅万象に関わることを、ちっぽけな私が試してみることなく判断できるとは思えないからです。試してみて、自分に合うと思ったら続けてみる。ただそれだけです。

本書で紹介されているようなさまざまな方法を実践するようになってから、私自身、明らかに自分の心身の健康、ＱＯＬが上がっていると感じています。いわしの頭も信心からと言いますし、まずは信じて実践してみることも大切です。想像していなかったような結果を生み出すことも必ずあると思います。

挑戦をやめたときに人は老いて枯れていきます。老いることは悪いことではありませんが、どうせなら良い老い方をしていきたいと私は常に思っています。心身の健康を保つための努力、挑戦を常に行うようにしたいものです。一度しかない人生です。やらない後悔よりやる後悔。いろいろなことに挑戦してみてください。

最後に、本書の制作にあたっては、取材をしてくださった我妻弘崇さん、日刊現代編集部の和田真知子さんと平川隆一さん、関係スタッフの方々に多大なご協力をいただきました。この場を借りて、お礼を申し上げたいと思います。

２０２２年11月　　堀田　秀吾

学研究, 36(2), 219-229.

Zeigarnik, B. (1927). Über das Behalten von erledigten und unneredigten Handlungen. *Psychologische Forschung*, 9, 1-85.

Zhao, L., Heyman, G. D., Chen, L., and Lee, K. (2017). Praising young children for being smart promotes cheating. *Psychological Science*, (12), 1868-1870.

Zhao, L., Heyman, G. D., Chen, L., & Lee, K. (2017). Praising young children for being smart promotes cheating. *Psychological Science*, 28(12), 1868-1870.

Ziegler, D.A., Simon, A.J., Gallen, C.. R., Volponi, J. J., Rolle, C. E., Mishra, J., Kornfield, J., Anguera, J. A. & Gazzaley, A. (2019). Closed-loop digital meditation improves sustained attention in young adults. *Nature Human Behaviour*, 3, 746–757.

de Oliveira, S., & Nisbett, R. E. (2018). Demographically diverse crowds are typically not much wiser than homogeneous crowds. *Proceedings of the National Academy of Sciences*, 115(9), 2066-2071.

of personality judgments. *Journal of Personality and Social Psychology*, 110(4), 574-591.
田中美智子，長坂猛，矢野智子，小林敏生，榊原吉一 (2011). 意識的腹式呼吸がもたらす高齢者の自律神経反応及びホルモン変化形態・機能，10(1), 8-16.
Taschereau-Dumouchel, V., Cortese, A., Chiba, T., Knotts, J. D., Kawato, M., & Lau, H. (2017). Towards an unconscious neural reinforcement intervention for common fears. *Proceedings of the National Academy of Sciences*, 115 (13), 3470-3475.
Taschereau-Dumouchel, V., Cortese, A., Chiba, T., Knotts, J. D., Kawato, M., & Lau, H. (2018). Towards an unconscious neural reinforcement intervention for common fears. *Proceedings of the National Academy of Sciences of the United States of America*, 115, 3470–3475.
Thébaud, S, Kornrich, S, & Ruppanner, L. (2021). Good Housekeeping, Great Expectations: Gender and Housework Norms. *Sociological Methods & Research*, 50 (3), 1186-1214.
飛田操 (2017).「菓子が集団による創造的パフォーマンスに及ぼす効果」福島大学人間発達文化学類論集，39-48.
内田由紀子，遠藤由美，柴内康文．(2012).「人間関係のスタイルと幸福感：つきあいの数と質からの検討」．実験社会心理学研究，52, 63-75.
Vohs, K. D., Redden, J. P., & Rahinel, R. (2013). Physical order produces healthy choices, generosity, and conventionality, whereas disorder produces creativity. *Psychological Science*, 24(9), 1860-7.
Wallace, H. M., Exline, J. J., & Baumeister, R. F. (2008). Interpersonal consequences of forgiveness: Does forgiveness deter or encourage repeat offenses? *Journal of Experimental Social Psychology*, 44(2), 453-460.
Walster, E., Aronson, V., Abrahams, D., & Rottman, L. (1966). Importance of physical attractiveness in dating behavior. *Journal of Personality and Social Psychology*, 4(5), 508-516.
Wansink, B., & van Ittersum, K. (2013). Portion size me: Plate-size induced consumption norms and win-win solutions for reducing food intake and waste. *Journal of Experimental Psychology: Applied*, 19(4), 320–332.
Ward, A. F., Duke, K., Gneezy, A., & Bos, M. W. (2017). Brain Drain: The Mere Presence of One's Own Smartphone Reduces Available Cognitive Capacity. *Journal of the Association for Consumer Research*, 2(2), 140-154.
渡部成江，森谷絜，阿岸祐幸，橋本恵子．(2003).「天然温泉浴のストレス軽減効果と休養効果に関する実証研究」．日本健康開発財団研究年報，24, 1-7.
Weil, R., Klebanov, S., Kovacs, B., & McClelland, A. (2014). Effects of simple distraction tasks on self-induced food cravings in men and women with grade 3 obesity. Poster presentation given at *Obesity Week Conference*, 2014.
White, M. P., Alcock, I., Grellier, J., Wheeler, B. W., Hartig, T., Warber, S. L., Bone, A., Depledge, M. H., & Fleming, L. E. (2019). Spending at least 120 minutes a week in nature is associated with good health and wellbeing. *Scientific Reports*, 9, 7730.
Williams, L. E., & Bargh, J. A. (2008). Experiencing physical warmth promotes interpersonal warmth. *Science*, 322(5901), 606-607.
Wiseman, R. (2003). *The luck factor*. London, UK: Random House.
矢野理香，石本政恵，品地智子，飯野智恵子．(2009).「脳血管障害患者における手浴７事例の検討を通して」．日本看護技術学会誌，8(3), 101-108.
山口創・鈴木昌夫 (1996). 座席配置が気分に及ぼす効果に関する実験的研究．実験社会心理

mental Social Psychology, 11(3), 233-260.

Rudd, M., Aaker, J. & Norton, M. I. (2014). Getting the Most out of Giving: Concretely framing a Prosocial Goal Maximizes Happiness, *Journal of Experimental Social Psychology*, 54, 11-24.

Sakurada, K., Konta, T., Watanabe, M., Ishizawa, K., Ueno, Y., Yamashita, H., & Kayama, T. (2019). Associations of frequency of laughter with risk of all-cause mortality and cardiovascular disease incidence in a general population: findings from the Yamagata study. *Journal of Epidemiology*, JE20180249.

Saletin, J. M., Goldstein, A. N. & Walker, M. P. (2011). The role of sleep in directed forgetting and remembering of human memories. *Cerebral Cortex*, 21, 2534–2541.

Schaefer, J, D., Caspi, A., Belsky, D. W., Harrington, H., Houts, R., Horwood, L. J., Hussong, A., Ramrakha, S., & Moffitt, T. E. (2017). Enduring mental health: Prevalence and prediction. *Journal of Abnormal Psychology*, 126(2), 212-224.

Schiffer, B., Pawliczek, C., Müller, B. W., Gizewski, E. R., & Walter, H. (2013). Why don't men understand women? Altered Neural Networks for Reading the Language of Male and Female Eyes. *PLoS ONE*, 8(4), e60278.

Schmidt C, Peigneux P, Leclercq Y, Sterpenich V, Vandewalle G, Phillips C, Berthomier P, Berthomier C, Tinguely G, Gais S, Schabus M, Desseilles M, Dang-Vu T, Salmon E, Degueldre C, Balteau E, Luxen A, Cajochen C, Maquet P, Collette F. (2012). Circadian preference modulates the neural substrate of conflict processing across the day. *PLoS One*, 7(1), e29658.

Schmidt, F. L., & Hunter, J. E. (2004). General Mental Ability in the World of Work Occupational Attainment and Job Performance. *Journal of Personality and Social Psychology*, 86, 162-173.

Schwartz, B., Ward, A., Monterosso, J., Lyubomirsky, S., White, K., & Lehman, D. R. (2002). Maximizing versus satisficing: Happiness is a matter of choice. *Journal of Personality and Social Psychology*, 83, 1178–1197.

Seo, H. S., Hirano, M., Shibato, J., Rakwal, R., Hwang, I. K., & Masuo, Y. (2003). Effects of coffee bean aroma on the rat brain stressed by sleep deprivation: a selected transcript- and 2D gel-based proteome analysis. *Journal of Agricultural and Food Chemistry*, 25; 56(12), 4665-73.

Shafir, T., Taylor, S. F., Atkinson, A. P., Langenecker, S. A., & Zubieta, J. K. (2013). Emotion regulation through execution, observation, and imagery of emotional movements. *Brain and Cognition*, 82, 219-227.

Shaw, M. E. (1964). Communication networks. In L. Berkowitz, ed., *Advances in Experimental Social Psychology*, 1, 111-147, New York: Academic Press.

Slepian, M. L. & Ambady, N. (2012). Fluid movement and creativity. *Journal of Experimental Psychology: General*, 141, 625-629.

Song, C., Ikei, H., Nara, M., Takayama, D., and Miyazaki, Y. (2018). Physiological effects of viewing bonsai in elderly patients undergoing rehabilitation. *Internal Journal of Environmental Research and Public Health*, 15, 2635.

Sumioka, H., Nakae, A., Kanai, R. & Ishiguro, H. (2013). Huggable communication medium decreases cortisol levels. *Scientific Reports*, 3, 3034.

Szabó, M. and Lovibond, P. F. (2006). Worry episodes and perceived problem solving: A diary-based approach, Anxiety, *Stress and Coping*, 19(2), 175-187.

Tackman, A. M., & Srivastava, S. (2016). Social responses to expressive suppression: The role

Naska, A., Oikonomou, E., Trichopoulou, A., Psaltopoulou, T., & Trichopoulos, D. (2007). Siesta in healthy adults and coronary mortality in the general population. *Archives of Internal Medicine*, 167(3):296–301

Neuvonen, E., Rusanen, M., Solomon, A., Ngandu, T., Laatikainen, T., Soininen, H., Kivipelto, M., & Tolppanen A. M. (2014). Late-life cynical distrust, risk of incident dementia, and mortality in a population-based cohort. *Neurology*, 82 (24), 2205-2212.

西村和雄，八木匡．(2018).「幸福感と自己決定―日本における実証研究」．独立行政法人経済産業研究所 *Discussion Paper Series*, 18-J-026.

Nomura, H. & Matsuki, N. (2008). Ethanol enhances reactivated fear memories. *Neuropsychopharmacology*, 33 (12), 2912-2921.

Ota, M., Davies-Jenkins, N., & Skarabela, B. (2018). Why Choo-Choo Is Better Than Train: The Role of Register-Specific Words in Early Vocabulary Growth. *Cognitive Science*, 42(6), 1974–1999.

尾崎一郎，郭薇，堀田秀吾，李楊．(2019).「ヘイトスピーチの規制と無効化―言語行為論からの示唆―」．ダニエル・H・フット，濱野亮，太田勝造，(編).『法の経験的社会科学の確立に向けて　村山真維先生古稀記念』，315-336. 信山社．

Passamonti, L., Crockett, M. J., Apergis-Schoute, A. M., Clark, L., Rowe, J. B., Calder, A. J., Robbins, T. W. (2011). Effects of acute tryptophan depletion on prefrontal-amygdala connectivity while viewing facial signals of aggression. *Biological Psychiatry*, 71, 36-43.

Pels, F. & Kleinert, J. M. (2016). Does exercise reduce aggressive feelings? An experiment examining the influence of movement type and social task conditions on testiness and anger reduction. *Perceptual and Motor Skills*, 122(3), 971-987.

Peper, E. and Lin, I (2012) Increase or Decrease Depression: How Body Postures Influence Your Energy Level. *Biofeedback*, 40 (3), 125-130.

Prochazkova, E., Sjak-Shie, E., Behrens, F., Lindh, D. & Kret, M. E. (2022). Physiological synchrony is associated with attraction in a blind date setting. *Nature Human Behaviour*, 6, 269–278.

Raichle, M. E., MacLeod, A. M., Snyder, A. Z., Powers, W. J., Gusnard, D. A., & Shulman, G. L. (2001). A default mode of brain function. *Proceedings of the National Academy of Sciences of the United States of America*, 16, 98(2), 676-82.

Randolph, D. D., & O'Connor, P. J. (2017). Stair walking is more energizing than low dose ca¬ffeine in sleep deprived young women. *Physiology & Behavior*, 174, 128-135.

Regan, D. T. (1971). Effects of a Favor and Liking on Compliance. *Journal of Experimental Social Psychology*, 7 (6), 627-639.

Ringelmann, M. (1913). Recherches sur les moteurs animés: Travail de l'homme [Research on animate sources of power: The work of man], *Annales de l'Institut National Agronomique*, 2nd series, 12, 1-40.

Riskind, J. H. & Gotay, C. C. (1982). Physical posture: Could it have regulatory or feedback effects on motivation and emotion?, *Motivation and Emotion*, 6 (3), 273-298.

Rosekind M. R., Smith, R. M., Miller, D. L., Co, E. L., Gregory, K. B., Webbon, L. L., Gander, P. H., & Lebacqz, V. (1995). Alertness management: Strategic naps in operational settings. *Journal of Sleep Research*, 4 (Supplement 2), 62-66.

Rubin, Z. (1975). Disclosing oneself to a stranger: Reciprocity and its limits. *Journal of Experi-*

68.
高路奈保・中野友佳里・満居愛美・上利尚子・有安絵理名・吉村耕一 (2015). 情動性の涙のストレス緩和作用に関する研究 . ストレス科学研究, 30, 138-144.
Kraft, T. L, & Pressman, S. D. (2012). Grin and bear it: the influence of manipulated facial expression on the stress response. *Psychological Science*, 23 (11), 1372-8.
Kruger, J. & Dunning, D. (1999). Unskilled and Unaware of It: How Difficulties in Recognizing One's Own Incompetence Lead to Inflated Self-Assessments. *Journal of Personality and Social Psychology*, 77 (6), 1121-1134.
Krüger, S., Sokolov, A. N., Enck, P., Krägeloh-Mann, I., & Pavlova, M. A. (2013). Emotion through Locomotion: Gender Impact. *PLoS ONE*, 8(11), e81716.
Lee, W. S. and Schwarz, N. (2010). Washing away post-decisional dissonance. *Science*, 329, 709.
Lewin, K. (1951). *Field theory in social science*. New York: Harper.
Light, K. C., Grewen, K. M, & Amico, J. A. (2005). More frequent partner hugs and higher oxytocin levels are linked to lower blood pressure and heart rate in premenopausal women. *Biological Psychology*, 69. 5–21.
Ljungqvist, I., Topor, A., Forssell, H., Svensson, I., & Davidson, L. (2016). Money and mental illness: A study of the relationship between poverty and serious psychological problems. *Community Mental Health Journal*, 52(7), 842-850.
Loftus, E. F. (1979). *Eyewitness testimony*. Cambridge, MA: Harvard University Press.
Loftus, E. F., & Palmer, J. C. (1974). Reconstruction of automobile destruction: An example of the interaction between language and memory. *Journal of Verbal Learning and Verbal Behavior*, 13, 585-589.
Lowe, C. J., Hall, P. A., & Staines, W. R. (2014). The effects of continuous theta burst stimulation to the left dorsolateral prefrontal cortex on executive function, food cravings, and snack food consumption. *Psychosomatic Medicine*, 76(7), 503–511.
Magnusson, P., & Renström, P. (2006). "The European College of Sports Sciences Position statement: The role of stretching exercises in sports". *European Journal of Sport Dcience*, 6 (2), 87-91.
Mehrabian, A. (1971). *Silent Messages* (1st ed.). Belmont, CA: Wadsworth.
Mehta, R., Zhu, R. J., & Cheema, A. (2012). Is noise always bad? Exploring the effects of ambient noise on creative cognition. *Journal of Consumer Research*, 39(4), 784-799.
南美喜子 , 濵浦翔 , 梶山円貴 , 玉利彩 , 谷口弘一 . (2014).「読書経験, 共感性, 向社会的行動の関係」. 教育実践総合センター紀要 , 13, 329-334.
Moser, J. S., Hartwig, R., Moran, T. P., Jendrusina, A. A., & Kross, E. (2014). Neural markers of positive reappraisal and their associations with trait reappraisal and worry. *Journal of Abnormal Psychology*, 123(1), 91-105.
Mueller, C. M. & Dweck, C. S. (1998). Praise for intelligence can undermine children's motivation and performance. *Journal of Personality and Social Psychology*, 75(1), 33-52.
Mukhopadhyay, A., Labroo, A., & Dong, P. (2014). Facial Feedback Hypothesis Revised: Frequent Smiling Can Reduce Wellbeing. *Advances in Consumer Research*, 42, 96-100.
Nakamura, N. H., Fukunaga, M., Yamamoto, T., Sadato, N., & Oku, Y. (2022). Respiration-timing-dependent changes in activation of neural substrates during cognitive processes, *Cerebral Cortex Communications*, 3 (4) tgac038,

8(7), 816–826.

Fermin, A., Sakagami, M., Kiyonari, T. Li., Y., Matsumoto, Y., & Yamagishi, T. (2016). Representation of economic preferences in the structure and function of the amygdala and prefrontal cortex. *Scientific Reports*, 6, 20982.

Festinger, L. (1954). A theory of social comparison processes. Human Relations, 7, 117–140.

Gentile, D. A., Sweet, D. M., & He, L. (2019). Caring for Others Cares for the Self: An Experimental Test of Brief Downward Social Comparison, Loving-Kindness, and Interconnectedness Contemplations. *Journal of Happiness Studies*, 21 (3), 765-778.

Giampietro, M. and Cavallera, G. M. (2007). Morning and Evening types and creative thinking. *Personality and Individual Differences*, 42, 453-463.

Gibbs, M., Mengel, F. & Siemroth, C (2021). Work from Home and Productivity: Evidence from Personnel & Analytics Data on IT Professionals. University of Chicago, *Becker Friedman Institute for Economics Working Paper*, No. 2021-56.

Gilovich, T. & Medvec, V. H. (1994). The temporal pattern to the experience of regret. *Journal of Personality and Social Psychology*, 67 (3), 357-365.

Gino, F., Norton, M. I., & Ariely, D. (2010). The counterfeit self: The deceptive costs of faking it. *Psychological Science*, 21, 712-720.

Heller, A. S., Shi, T. C., Ezie, C. E. C., Reneau, T. R., Baez, L. M., Gibbons, C. J., & Hartley, C. A. (2020). Association between real-world experiential diversity and positive affect relates to hippocampal–striatal functional connectivity. *Nature Neuroscience*, 23, 800-804.

Holmes, A., Fitzgerald, P. J., MacPherson, K. P., DeBrouse, L., Colacicco, G., Flynn, S. M., Masneuf, S., Pleil, K. E., Li, C., Marcinkiewcz, C. A., Kash, T. L., Gunduz-Cinar, O., & Camp, M. (2012). Chronic alcohol remodels prefrontal neurons and disrupts NMDAR-mediated fear extinction encoding. *Nature Neuroscience*, 15 (10): 1359-61.

Hunter, M. R., Gillespie, B. W., & Chen, S. Y. (2019). Urban Nature Experiences Reduce Stress in the Context of Daily Life Based on Salivary Biomarkers. *Frontiers in Psychology*, 10. doi:10.3389/fpsyg.2019.00722.

Hötting, K., Schickert, N., Kaiser, J., Röder, B., & Schmidt-Kassow, M. (2016). The effects of acute physical exercise on memory, peripheral bdnf, and cortisol in young adults. *Neural Plasticity*, 1-12.

Ickes, W. (1993). Empathic accuracy. *Journal of Personality*, 61, 587-610.

Iyengar, S. (2010). *The Art of Choosing*. New York: Twelve.

Jack, A.I., Dawson, A.J., Begany, K.L., Leckie, R.L., Barry, K.P., Ciccia, A.H. & Snyder, A.Z. (2013). FMRI Reveals Reciprocal Inhibition between Social and Physical Cognitive Domains. *NeuroImage*, 66, 385-401.

Jecker, J. & Landy, D. (1969). Liking a Person as a Function of Doing Him a Favor. *Human Relations*, 371-378.

Johnson, K. V.-A. & Dunbar, R. I. M. (2016). Pain tolerance predicts human social network size. *Scientific Reports*, 6, 25267.

Kahneman, D. (1999). Objective Happiness. In Kahneman, D., Diener, E. and Schwarz, N. (eds.). *Well-Being: The Foundations of Hedonic Psychology*. New York: Russel Sage. 3-25.

Kelly, Y., Zilanawala, A., Booker, C., & Sackesr, A. (2018). Social Media Use and Adolescent Mental Health: Findings From the UK Millennium Cohort Study. *EClinicalMedicine*, 6, 59-

Burzynska, A. Z., Chaddock-Heyman, L., Voss, M. W., Wong, C. N., Gothe, N. P., Olson, E. A., Knecht, A., Lewis, A., Monti, J.M., Cooke, G. E, Wojcicki, T.R., Fanning, J., Chung, H.D., Awick, E., McAuley, E., & Kramer, A. F. (2014). Physical Activity and Cardiorespiratory Fitness Are Beneficial for White Matter in Low-Fit Older Adults. *PLoS ONE*, 9(9), e107413.

Carl, N. and Billari, F. C. (2014). Generalized Trust and Intelligence in the United States. PLoS ONE, 9(3): e91786.

Chaddock-Heyman, L., Erickson, K. I., Kienzler, C., King, M., Pontifex, M. B., Raine, L. B., Hillman, C. H., & Kramer, A. F. (2015). The Role of Aerobic Fitness in Cortical Thickness and Mathematics Achievement in Preadolescent Children. *PLoS ONE*, 10(8): e0134115.

Clark, B. C., Mahato, N. K., Nakazawa, M., Law, T. D., and Thomas, J. S. (2014). The power of the mind: the cortex as a critical determinant of muscle strength/*weakness. Journal of Neurophysiology*, 112, 3219–3226.

Clow, A., Hucklebridge, F., and Thorn, L. (2010) The cortisol awakening response in context. *International Review of Neurobiology*, 93, 153-175.

Cohen, S., Janicki-Deverts, D., Turner, R. B., & Doyle, W. J. (2014). Does hugging provide stress-buffering social support? A study of susceptibility to upper respiratory infection and illness. *Psychological Science*, 26(2), 135-147.

Crane, D., Garnett, C., Michie, S. West, R. & Brown, J. (2018). A smartphone app to reduce excessive alcohol consumption: Identifying the effectiveness of intervention components in a factorial randomised control trial. *Scientific Reports*, 8, 4384.

Damisch, L., Stoberock, B., & Mussweiler, T. (2010). Keep your fingers crossed!: How superstition improves performance. *Psychological Science*, 21, 1014-1020.

Darley, J.M. & Latané, B. (1968). Bystander intervention in emergencies: Diffusion of responsibility. *Journal of Personality and Social Psychology*. 8(4), 377-383.

Dijksterhuis, A., Bos, M. W., Nordgren, L. F., & van Baaren, R. B. (2006). On making the right choice: the deliberation-without-attention effect. *Science*, 311(5763), 1005-1007.

Dunster, G. P., de la Iglesia, L., Ben-Hamo, M., Nave, C., Fleischer, J. G., Panda, S., & de la Iglesia, H. O. (2018). Sleepmore in Seattle: Later school start times are associated with more sleep and better performance in high school students. *Science Advances*, 4(12), eaau6200.

Eriksson, C., Hilding, A., Pyko, A., Bluhm, G., Pershagen, G., & Ostenson, C. G. (2014). Long-term aircraft noise exposure and body mass index, waist circumference, and type 2 diabetes: A prospective study. *Environmental Health Perspectives*, 122, 687-694.

Eskreis-Winkler, L., Milkman, K. L., Gromet, D. M., & Duckworth, A. L. (2019). A large-scale field experiment shows giving advice improves academic outcomes for the advisor. *Proceedings of the National Academy of Sciences*, 116(30), 14808-14810.

Facer-Childs, E. R., Campos, B. M., Middleton, B., Skene, D. J., Bagshaw, A. P. (2019). Circadian phenotype impacts the brain's resting-state functional connectivity, attentional performance, and sleepiness. *Sleep*. doi: 10.1093/sleep/zsz033.

Fan, R., Varol, O., Varamesh, A., Barron, A., van de Leemput, I. A., Scheffer, M., & Bollen, J. (2018). The minute-scale dynamics of online emotions reveal the effects of affect labeling. *Nature Human Behaviour*, 1, 92-100.

Feldman, G., Lian, H., Kosinski, M., & Stillwell, D. (2017). Frankly, We Do Give a Damn: The Relationship Between Profanity and Honesty. *Social Psychological and Personality Science*,

参考文献

Anderson, N. H. (1959). Test of a model for opinion change. *The Journal of Abnormal and Social Psychology*, 59(3), 371-381.

Andrade, J. (2009). What does doodling do? *Applied Cognitive Psychology*, 23 (3), 1-7.

Arad, A., Barzilay, O., & Perchick, M. (2017). The impact of Facebook on social comparison and happiness: Evidence from a natural experiment. *Economics of Networks ejournal*. doi:10.2139/ssrn.2916158.

Ariely,Dan, Kamenica, E. & Prelec, D. (2008). Man's Search for Meaning: The Case of Legos, *Journal of Economic Behavior and Organization*, 67, 671-677.

Aron, A., Melinat, E., Aron, E. N., Vallone, R. D., & Bator, R. J. (1997). The experimental generation of interpersonal closeness: *A procedure and some preliminary findings. Personality and Social Psychology Bulletin*, 23(4), 363-377.

Asch, S. E. (1946). Forming impressions of personality. *Journal of Abnormal and Social Psychology*, 41, 258-290.

Asch, S. E. (1956). Studies of independence and conformity: I. A minority of one against a unanimous majority. *Psychological Monographs: General and Applied*, 70(9), 1-70.

Atchley R. A., Strayer D. L., & Atchley P. (2012). Creativity in the Wild: Improving Creative Reasoning through Immersion in Natural Settings. *PLoS ONE*, 7(12): e51474.

Bagrow, J.P., Liu, X. & Mitchell, L. (2019). Information flow reveals prediction limits in online social activity. *Nature Human Behaviour*, 3, 122–128.

Bargh, J. A., Chen, M., & Burrows, L. (1996). Automaticity of Social Behavior: Direct Effects of Trait Construct and Stereotype Activation on Action. *Journal of Personality and Social Psychology*, 71, 230-244.

Baron, R. A. (1997). The sweet smell of…helping: Effects of pleasant ambient fragrance on prosocial behavior in shopping malls. *Personality and Social Psychology Bulletin*, 23(5), 498-503.

Behm, D. G. (2018). *The science and physiology of flexibility and stretching: Implications and applications in sport performance and health*. Oxon, UK: Routledge.

Beier, E. G., & Sternberg, D. P. (1977). Marital Communication. *Journal of Communication*, 27, 92-97.

Benedek, M., Panzierer, L., Jauk, E., & Neubauer, A. C. (2017). Creativity on tap? Effects of alcohol intoxication on creative cognition. *Consciousness and Cognition*, 56, 128-134.

Bernstein, E. S. & Turban, S. (2018). The impact of the 'open' workspace on human collaboration. *The Philosophical Transactions of the Royal Society*, B37320170239

Blechert, I., Sheppes, G., Di Tella, C., Williams, H., & Gross, I. I. (2012). See what you think: Reappraisal modulates behavioral and neural responses to social stimuli. *Psychological Science*, 23(4), 346-353.

Bloom, N., Liang, J., Roberts, J., & Ying, Z. J. (2015). Does Working from Home Work? Evidence from a Chinese Experiment. *The Quarterly Journal of Economics*, 130, 165-218.

Brooks, A. W. (2013). Get Excited: Reappraising Pre-Performance Anxiety as Excitement. *Journal of Experimental Psychology: General*, 143 (3), 1144-58.

Bunzeck, N. & Duzel, E. (2006). Absolute Coding of Stimulus Novelty in the Human Substantia Nigra/VTA. *Neuron*, 51(3), 369-379.

堀田秀吾（ほった・しゅうご）

1968年、熊本県生まれ。言語学者（法言語学、心理言語学）。明治大学教授。シカゴ大学言語学部博士課程修了。ヨーク大学オズグッドホール・ロースクール修士課程修了、同博士課程単位取得退学。専門は社会言語学、理論言語学、心理言語学、法言語学、コミュニケーション論。言語とコミュニケーションをテーマに、言語学から脳科学までさまざまな分野を融合した研究を展開。熱血指導と画期的な授業スタイルが評価され「明治一受けたい授業」にも選出される。ワイドショーのコメンテーターなどメディア出演も多く、活動は多岐にわたる。『図解ストレス解消大全 科学的に不安・イライラを消すテクニック100個集めました』（SBクリエイティブ）、『科学的に元気になる方法集めました』（文響社）、『最先端研究で導きだされた「考えすぎない」人の考え方』（サンクチュアリ出版）など著書多数。『日刊ゲンダイ』紙上で「科学で証明！ 本当に信用できるストレス解消法」連載中。

「不安《ふあん》」があなたを強《つよ》くする 逆説《ぎゃくせつ》のストレス対処法《たいしょほう》

2022年 11月25日　第1刷発行

著者	堀田秀吾《ほったしゅうご》
発行者	寺田俊治
発行所	株式会社 日刊現代 〒104-8007 東京都中央区新川1-3-17 新川三幸ビル 電話 03-5244-9620
発売所	株式会社 講談社 〒112-8001　東京都文京区音羽2-12-21 電話 03-5395-3606
表紙／本文デザイン	伊丹弘司
校正	宮崎守正
本文データ制作	株式会社キャップス
編集協力	我妻弘崇
印刷所／製本所	中央精版印刷株式会社

ISBN978-4-06-530357-3